XIAOHUA NEIKE ZHENLIAO YU
NEIJING ZHILIAO JISHU

消化内科诊疗与内镜治疗技术

盛红　著

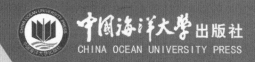

中国海洋大学出版社
CHINA OCEAN UNIVERSITY PRESS

图书在版编目（CIP）数据

消化内科诊疗与内镜治疗技术 / 盛红著. –– 青岛：
中国海洋大学出版社, 2019.9
ISBN 978-7-5670-2401-4

Ⅰ.①消… Ⅱ.①盛… Ⅲ.①消化系统疾病 – 诊疗②
消化系统疾病 – 内窥镜检 Ⅳ.①R57

中国版本图书馆CIP数据核字（2019）第208128号

出版发行	中国海洋大学出版社			
社　　址	青岛市香港东路23号		**邮政编码**	266071
出 版 人	杨立敏			
网　　址	http://pub.ouc.edu.cn			
电子信箱	wangjiqing@ouc–press.com			
订购电话	0532–82032573（传真）			
责任编辑	王积庆		**电　　话**	0532–85902349
印　　制	济南柯奥数码印刷有限公司			
版　　次	2019年9月第1版			
印　　次	2019年9月第1次印刷			
成品尺寸	170 mm × 240 mm			
印　　张	13			
字　　数	249千			
印　　数	1–10000			
定　　价	68.00元			

前　言

　　消化系统疾病是内科最常见的疾病,与人民健康密切相关。随着人们生活水平的提高、社会经济的发展,消化内科疾病已成为严重危害人类身体健康的重要疾病之一。目前,消化系统疾病的诊断和治疗已经进入微创时代,电子内镜不断改进,有力地提高了消化道疾病诊断与治疗的水平。作为临床医务工作者,不仅要熟练掌握好基本知识,更要熟悉和运用现代科学技术,才能跟上医学发展的步伐。

　　本书系统地论述了食管、胃及十二指肠、肠道、肝脏、胆系和腹膜、肠系膜疾病临床研究的最新理论、诊断及治疗方法,重点讲述了常见消化疾病的内镜治疗。全书内容全面,重点突出,介绍力求深入浅出,方便阅读,是一本实用性很强的医学著作。

　　尽管在编撰过程中编者做出了巨大的努力,对稿件进行了多次认真的修改,但由于编写经验不足及篇幅所限,书中存在遗漏及不足之处在所难免。敬请广大读者提出宝贵的批评意见及修改建议,不胜感激!

目　录

第一篇　疾病诊疗篇

第二篇　内镜治疗篇

第一篇　疾病诊疗篇

第一章　食管疾病

第一节　胃食管反流病

胃食管反流病(GERD)指由于胃、十二指肠内容物反流进入食管引起的烧心、胸骨后疼痛等症状,还包括其导致的食管炎和咽、喉、气道等组织损害,其中内镜下食管黏膜发生糜烂、溃疡等炎性病变者称为反流性食管炎;内镜下无反流性食管炎者称为内镜阴性的胃食管反流病。

一、病因与发病机制

总的来说,胃食管反流病是消化道动力障碍导致食管抗反流防御功能下降,胃酸、胆酸、胰酶等反流物对食管黏膜造成损伤的结果,其发病机制涉及以下几个环节:

(1)食管下扩约肌(LES)压力下降和一过性 LES 松弛。

(2)食管酸廓清功能下降。

(3)食管黏膜屏障防御功能削弱。

(4)胃十二指肠功能失调。

二、临床表现

1.烧心和反酸

烧心和反酸为胃食管反流病最常见症状,常在进食后、弯腰、酗酒、饮茶、咖啡、穿紧身衣和服用某些药物时诱发。

2.吞咽困难和吞咽疼痛

前者可由食管痉挛或运动功能紊乱而产生。少数患者呈持续性加重,进食固体尤为明显,常提示已发生食管狭窄。后者常在摄入酸性或过烫的食物时发生,常提示已发生较重的食管炎和食管溃疡。

3.胸骨后疼痛

胸骨后疼痛推测与酸性反流物刺激食管黏膜敏感神经纤维有关,严重时表现为剧烈疼痛,伴放射痛,应警惕穿透性溃疡和食管周围炎的发生。

4.其他常见消化道表现

其他常见消化道表现包括嗳气、上腹饱胀、多涎、咽异物感、癔球症等与上消化道运动功能失调、酸反流、食管上段括约肌压力升高。

5.消化道外表现

近年来研究发现部分非季节性哮喘、反复发生的不明原因的肺炎,慢性咽喉炎、声嘶、夜间呼吸暂停的发生与胃食管反流病有关,容易误诊或治疗不当而经久不愈。

6.并发症

(1)上消化道出血:少数反流性食管炎因食管黏膜糜烂、溃疡而发生呕血和(或)黑便。

(2)食管狭窄:严重、反复发作的食管炎使食管纤维结缔组织增生,导致管腔发生疤痕狭窄,引起吞咽困难、呕吐、胸痛等症状。

(3)Barrett 食管:指食管鳞状上皮被胃或小肠的柱状上皮所取代,提示慢性炎症的长期刺激。Barrett 食管可发生消化性溃疡,亦是食管腺癌的主要癌前病变。其腺癌的发生率较正常人高 30～50 倍,应注意随访。

三、入院检查

1.内镜检查

内镜检查能直接窥见食管黏膜损害,能判断反流性食管炎的严重程度和并发症,被认为是诊断反流性食管炎的金标准,可与其他原因的食管病变相鉴别。

(1)内镜分级标准很多,其中 Savary-Miller 分级法沿用已久,标准如下:

Ⅰ级:为单个或几个非融合性病变,表现为红斑或浅表糜烂。

Ⅱ级:为融合性病变,但未弥漫至环食管全周。

Ⅲ级:环食管全周的糜烂或渗出病变,但未发生狭窄。

Ⅳ级:呈慢性病变,表现为溃疡、狭窄、食管缩短及 Barrett 食管。

(2)1999 年全国反流性食管炎研讨会制定的分级标准为:

1 级:内镜下正常(可有组织学改变)。

2 级(轻度):有点状或条状发红、糜烂,无融合现象。

3 级(中度):有条状发红、糜烂,并有融合,但非全周性。

4 级(重度):病变广泛,发红,糜烂,融合呈全周性或伴溃疡。

2.食管 24 小时 pH 检测

食管 24 小时 pH 检测可提供食管酸反流的客观证据,明确患者症状与反流的关系及反流的客观证据,对症状不典型、内镜下无反流性食管炎、治疗无效的患者更具诊断价值。

3.食管吞钡 X 线检查

食管吞钡 X 线检查对反流性食管炎的诊断敏感性不高,主要目的在于了解有无食管狭窄、溃疡、憩室、食管裂孔疝以及排除贲门失弛缓症、食管癌等其他疾病。也可用于不能接受内镜治疗者。

4.食管测压检查

食管测压检查常与 24 小时 pH 值检测同步进行,可明确食管运动功能的紊乱及其对反流的影响,具有辅助诊断价值。

5.食管滴酸实验

食管滴酸实验有助于确定烧心、胸痛是否与反流有关,并与其他引起胸痛的原因相鉴别。

6.食管 24 小时胆红素监测

食管 24 小时胆红素监测用于检测胆汁反流和酸、胆汁混合反流,适用于抑酸治疗效果欠佳、可疑发生胆汁反流者。

四、诊断与鉴别诊断

(一)诊断标准

(1)明显的烧心、反酸等反流症状。

(2)内镜下有反流性食管炎表现并能排除其他原因。

(3)24 小时食管 pH 值检测、测压检查、食管滴酸实验发现胃、食管反流的客观依据。

(4)内镜检查阴性但试验性治疗(如奥美拉唑 20mg,每次 2 次,连用 7 天)有效。

(二)鉴别诊断

1.以胸痛为主要表现

应与心源性胸痛及其他非食管源胸痛,如胸膜炎、纵隔肿瘤等相鉴别。首先作心电图、心肌酶谱、心电图负荷试验、胸片排除非食管源性胸痛,再做食管 pH 值检测、测压检查、食管滴酸实验等进行确诊。

2.以吞咽困难为主要表现

应与食管癌和其他食管动力性疾病,如贲门失弛缓症、食管弥漫性痉挛相鉴别,可通过内镜检查、吞钡 X 线检查及食管动力学检查进行鉴别。

3.以吞咽疼痛为主要表现

应与感染性食管炎和药物性食管炎相鉴别,可结合病史、内镜活组织、细胞刷片等进行鉴别

4.以消化不良为主要表现

应为消化性溃疡、胆道疾病和其他食管动力性疾病相鉴别,可通过内镜、胆道超声、食管动力学检查进行鉴别。

五、治疗原则

(1)控制和缓解症状。
(2)治愈反流性食管炎。
(3)减少反流的复发。
(4)防止重要并发症。

六、治疗措施

(一)一般治疗

(1)主要为生活方式的改变。床头抬高 15～20cm 可减少卧位、夜间反流。不宜睡前进食和进食后立即卧床。

（2）穿宽松衣服，保持大便通畅。肥胖患者控制体重。

（3）避免进食高脂食物、巧克力、咖啡、浓茶并戒烟、酒。

（4）避免使用某些影响 LES 压力的药物。保持心情舒畅，减少精神压力。

（二）其他治疗

1.药物治疗

（1）H_2 受体抑制剂：适用于轻、中症患者。按常规治疗消化性溃疡剂量给予口服可减少胃酸分泌，但不能有效抑制进食后刺激的胃酸分泌。增加剂量可提高疗效，但增加不良反应。

常用西咪替丁 400mg，雷尼替丁 150mg，法莫替丁 20mg，每日 2 次，疗程 8～12 周。效果好可改半量维持或根据症状加以调整，效果欠佳者可考虑改用质子泵抑制剂。

（2）质子泵抑制剂：适用于重度反流性食管炎或 H_2 受体抑制剂无效者。常用奥美拉唑 40mg，兰索拉唑 30mg，泮托拉唑 40mg，雷贝拉唑 10mg，埃索美拉唑 20mg，每日 1～2 次，疗程 8～12 周。效果好可改半量维持或根据症状加以调整，效果欠佳者可考虑剂量加倍或与胃动力药物合用。

（3）胃动力药物：适用于轻、中症患者或重症与质子泵抑制剂合用。目前主要推荐使用西沙比利 5～15mg，每日 3 次，疗程 8～12 周。单用效果与 H_2 受体抑制剂相仿。

（4）抗酸药物：仅用于症状轻、间歇发作的患者暂时缓解症状。常用硫糖铝 1.0mg，每日 4 次；盖胃平 2 片，每日 3 次；铝碳酸镁 2 片，每日 3 次。其中铝碳酸镁具有结合胆酸的作用，适用于胆汁反流性胃食管反流病患者。

2.手术治疗

手术治疗通过腹腔镜、内镜下各种术式的胃底折叠术，以胃的上部包绕食管下括约肌防止反流。其手术适应证为：

（1）内科治疗难以治愈的顽固性食管炎。

（2）难以耐受长期服用药物。

（3）反流引起的严重呼吸道疾病。

（4）扩张治疗后仍反复发作的食管狭窄。

目前主要将反流引起的严重呼吸道疾病作为绝对指征。

3.并发症的治疗

（1）食管狭窄：内镜下食管扩张术包括金属探条扩张和气囊扩张，是治疗食管狭窄的主要方法。具体方法为:在内镜下用一根金属导丝通过狭窄部,然后以探条扩张器或气囊通过导丝到达狭窄部进行扩张,保持一定时间和压力致狭窄部管径明显扩大且感吞咽困难明显缓解为止。少数扩张术无效或复发的患者可考虑手术治疗。扩张术后给予质子泵抑制剂长期维持治疗或行抗反流手术防止狭窄复发。

(2)Barrett 食管:其治疗包括预防 Barrett 食管的发生和 Barrett 食管向腺癌的发展。长期质子泵抑制剂维持治疗可减少 Barrett 溃疡的发生,缩短 Barrett 食管黏膜长度,使复发率下降。此外可考虑手术治疗。其他方法如氩光凝固、多极电凝、激光和光动力治疗的效果尚有待进一步观察。应加强随访和早期识别异型增生以预防 Barrett 食管癌变。Barrett 食管伴重度异型增生或癌变应及时手术治疗。

七、疗效评价

根据 1999 年全国反流性食管炎研讨会制定的标准,反流性食管炎患者应根据内镜复查的积分改变判断疗效。

(1)痊愈:内镜积分为 0。

(2)好转:内镜积分减少 1~2 分。

(3)无效:内镜积分无变化或增加。

内镜阴性的胃食管返流病可对主要症状严重程度和发生频率进行评分和计算积分,根据治疗前后积分的改变判断疗效。

八、出院医嘱

1.照护原则

(1)避免进食高脂食物、巧克力、咖啡、浓茶并戒烟、酒。

(2)改变不良生活方式。床头抬高 15~20cm。

2.注意事项

(1)不宜睡前进食和进食后立即卧床。穿宽松衣服、保持大便通畅。

(2)肥胖患者控制体重。保持心情舒畅,减少精神压力。

(3)避免使用某些影响 LES 压力的药物。

3.常规用药

(1)坚持用药并根据症状加以调整。

(2)Barrett食管应加强随访和复查。

第二节　Barrett食管

Barrett食管(BE)是指食管下段的复层鳞状上皮被化生的单层柱状上皮所替代的一种病理现象,可伴有肠化或不伴有肠化。其中伴有肠上皮化生者属于食管腺癌的癌前病变。至于不伴有肠化生者是否属于癌前病变,目前仍有争议。

一、临床表现

BE主要表现为胃食管反流病(GERD)的症状,如胃灼热、反酸、胸骨后疼痛和吞咽困难等。但流行病学发现一些BE患者并无GRED症状。有多个危险因素的患者(年龄50岁以上,长期反流性食管病,膈疝,肥胖特别是腹部肥胖者),应该筛查BE。

二、诊断

诊断主要根据内镜检查和食管黏膜活检。当内镜检查发现食管下段有柱状上皮化生表现时称为"内镜下可疑BE",经病理学检查证实有柱状细胞存在时即可诊断为BE,发现有肠上皮化生存在时更支持BE的诊断。

1.内镜诊断

发生BE时Z线(鳞—柱状上皮交界处,SCJ)上移,表现为GEJ(胃食管结合处)的近端出现橘红色(或)伴有栅栏样血管表现的柱状上皮,即SCJ与GEJ分离。内镜结合组织学检查和病理活检,是目前诊断BE及BE癌变最有效的手段。BE监测的目的是在出现明显症状或发生转移之前发现不典型增生或癌变;BE的长度测量应从胃食管交界开始向上至鳞柱状上皮交界;BE中不典型增生和肿瘤是呈灶性分布的,故必须多次进行系统活检(目前常用四象限活检法)才可能发现BE不典型增生或腺癌;色素内镜与放大内镜、窄带光谱成像内镜(NBI)、激光共聚焦内镜已应用于BE的诊断,这些技术能清晰显示黏膜的微细结构,有助于定位,并能指导活检。如放大内镜下可将黏膜分为三型：Ⅰ型小圆凹型；Ⅱ型裂缝、网状型；Ⅲ型脑回绒毛型，其中Ⅲ型与肠化生相关。

BE内镜下按形态可分为全周型、舌型和岛状。按化生的柱状上皮长度分为：长段BE，化生的柱状上皮累及食管全周且长度≥3cm；短段BE，化生的柱状上皮未累及食管全周或虽累及全周但长度<3cm。

2.病理学诊断

(1)活检取材：推荐使用四象限活检法，即常规从GEJ开始向上以2cm的间隔分别在4个象限取活检，每个间隔取8块以上的黏膜组织能有效提高肠上皮化生的检出率。对怀疑有BE癌变者应每隔1cm进行四象限活检，提倡应用新型内镜技术进行靶向活检。

(2)食管下段化生的柱状上皮的组织学分型：胃底型、贲门型、肠化生型。

(3)BE伴有异型增生，包括轻度异型增生和重度异型增生。

三、治疗

治疗原则是控制胃食管反流、消除症状，预防和治疗并发症，包括异型增生和癌变。

1.药物治疗

BE的发生与食管下端异常酸暴露有关，抑酸剂是治疗反流症状的主要药物，质子泵抑制剂优于H_2受体拮抗药。质子泵抑制剂能控制症状，治愈食管炎，也可辅助内镜消融治疗。目前尚无确凿证据表明质子泵抑制剂能逆转柱状上皮化生或预防腺癌的发生，使用质子泵抑制剂时应按照胃食管反流病常规剂量、足疗程进行。促动力药、黏膜保护剂、镇痛药、平滑肌瞬时松弛抑制剂等对控制症状和治疗反流性食管炎亦有一定疗效。

2.内镜治疗

内镜治疗适用于伴有重度异型增生和癌局限于黏膜层的BE患者。目前常采用的内镜治疗方法有氩离子凝固术、高频电治疗、激光治疗、射频消融、光动力治疗、内镜下黏膜切除术和冷冻消融等。对不伴异型增生的BE，因其癌变的概率低，不提倡内镜治疗。伴有轻度异型增生的BE癌变率亦较低，可先行内镜随访，若进展为重度异型增生，应行内镜治疗。

3.手术治疗

对已证实有癌变的 BE 患者,原则上应手术治疗。伴有重度异型增生的 BE 和限于黏膜层的早期癌患者,内镜治疗和手术治疗能达到同样的效果,方案选择应根据患者本人意见及医生的经验。

4.抗反流手术

抗反流手术包括外科手术和内镜下抗反流手术。能在一定程度上改善 BE 患者的反流症状,但不影响其自然病程,远期疗效有待证实。

四、监测与随访

对不伴异型增生者应每 2 年复查 1 次,如果 2 次复查后未检出异型增生和早期癌,可将复查间隔放宽为 3 年。对伴轻度异型增生者,第 1 年应每 6 个月内镜复查 1 次,若异型增生无进展,可每年复查 1 次。对重度异型增生的 BE,有两个选择:建议内镜或手术治疗,或密切监测随访,每 3 个月复查胃镜 1 次,直到检出黏膜内癌。

第三节 食管癌

食管癌主要指起源于食管鳞状上皮的恶性肿瘤,小部分为起源于食管 Barrette 上皮的腺癌。

一、病因与发病机制

食管癌的发生与亚硝胺、霉菌、营养不良、微量元素缺乏、食管损伤和慢性炎症、遗传因素等多种原因有关,发病机制较为复杂。鳞癌组织发生学上表现为食管上皮基底细胞单纯增生—不典型增生—原位癌的连续过程。腺癌则表现为食管 Barrettx 上皮或食管异位胃黏膜—不典型增生—原位癌的过程。

二、临床表现

1.早期症状

早期症状可有胸骨后烧灼感、食物滞留感、紧缩感、异物感、哽咽感、疼痛等,均为非特异性症状。

2.中晚期症状

(1)吞咽困难:为中晚期食管癌典型症状,表现为进行性发展,由咽下固体食物困难发展至流质吞咽困难。其感觉阻塞感部位往往与癌梗阻部位一致。

(2)食物反流:常继发于吞咽困难,反流物可为血性或混有坏死、脱落组织块。

3.其他症状

其他症状包括营养不良、脱水、消瘦及癌肿扩散、转移的表现,如声嘶、骨痛、黄疸、食管支气管瘘、纵隔脓肿、肺炎、主动脉穿孔、大出血等。

4.体征

体征较少,晚期可有浅表淋巴结肿大、肝脏肿大等。

三、入院检查

1.X 线检查

食管癌早期病变行钡餐检查不易显示,发展至中晚期可见病变管腔不规则狭窄、充盈缺损、溃疡龛影、管壁蠕动消失、黏膜紊乱、软组织影及表现为腔内巨大充盈缺损而管腔变宽的"矛盾现象"。钡餐检查具有明确病变部位的作用。

2.内镜检查

内镜检查可直视病灶形态并行活组织病理学检查,是明确诊断的主要方法。早期食管癌根据内镜下形态分为隐伏型、糜烂型、斑块型、乳头型。中晚期食管癌根据内镜下形态分为髓质型、蕈伞型、溃疡型、缩窄型、腔内型、未定型。内镜下活体染色法如甲胺蓝染色、lugol 碘液染色有利于辨认病灶和提高检出率。超声内镜检查有助于判断肿瘤浸润深度和淋巴结转移,并对食管壁内病变和壁外压迫性改变进行鉴别诊断。

3.胸部 CT 扫描

胸部 CT 扫描可显示食管与邻近纵隔器官的关系,确定病灶大小,有无纵隔淋巴结转移、外侵范围和程度,有利于确定手术术式和制定放疗计划。

4.食管黏膜脱落细胞检查

一般用于食管癌高发区进行大面积普查,方法简单,痛苦小,假阳性率低,有利于发现早期病例。但确诊仍应以内镜检查为准。

四、诊断与鉴别诊断

（一）诊断

一般结合患者典型症状、影像学检查、组织病理学检查结果进行综合分析可确诊，其中组织病理学检查结果为诊断的金标准。

（二）鉴别诊断

1.食管动力性疾病

（1）食管贲门失弛缓症：系食管神经肌肉功能障碍所致食管下括约肌高压、松弛反应减弱、食管缺乏蠕动，亦可表现为吞咽困难，但一般病程较长，呈间隙性发作，无进行性发展趋势。钡餐检查示食管下段呈鸟嘴状或梭状扩张，边缘光滑。含服硝酸酯类药物可使贲门松弛，钡剂得以通过。内镜检查可排除食管癌。

（2）胃食管反流病：系胃、十二指肠液反流进入食管，可引起食管慢性炎症进而发生食管狭窄。亦可表现为吞咽困难，内镜检查可排除食管癌。值得注意的是伴有 Barrettx 食管的胃食管反流病有癌变的可能，应定期复查和随访。

（3）系统性疾病所致食管动力障碍包括硬皮病、多发性肌炎、皮肌炎等。亦可表现为吞咽困难，结合患者病史、全身表现、钡餐检查、内镜检查、食管动力学检查可以进行鉴别诊断。

2.食管良性狭窄

食管良性狭窄主要病因为腐蚀性食管炎、食管损伤、食管胃手术等，钡餐检查示食管狭窄与正常管段逐渐过渡，边缘整齐，无钡影残缺征，结合内镜检查可排除食管癌。但也应定期复查和随访以排除癌变。

3.其他食管肿瘤

良性肿瘤主要有平滑肌瘤、脂肪瘤、血管瘤等；恶性肿瘤包括肉瘤、黏液上皮样癌、腺样囊性癌、恶性淋巴瘤等。主要依靠内镜下形态、组织病理学检查与食管癌进行鉴别诊断。

4.食管外来压迫

食管外来压迫包括纵隔肿瘤、食管周围淋巴结肿大、左心房增大、主动脉瘤、肺癌纵隔淋巴结转移等，钡餐、内镜检查可见食管狭窄系外来压迫，食管管壁光滑，黏膜正常。胸片、胸部 CT 扫描可明确食管外来压迫的部位和病变性质，与食管癌进行鉴别诊断。

5.食管良性溃疡

(1)物理、化学损伤:主要病因为腐蚀性食管炎、药物性食管炎、胃食管反流病等,内镜下溃疡底部表现为白苔或无苔,边缘缺乏结节状、围堤状等增殖性改变,结合病史、组织病理学检查可与食管癌进行鉴别诊断。

(2)系统性疾病继发食管溃疡:主要病因为白塞氏病、结核、克罗恩氏病,均较为少见。内镜下可见深溃疡、瘘孔、假息肉等病变。患者多伴有系统性疾病的全身表现如口腔、外阴溃疡,肺结核,小肠、结肠活动性结核,克罗恩氏病等。结合病史、内镜检查、组织病理学检查可与食管癌进行鉴别诊断。

(3)感染性食管炎:主要病因为巨细胞病毒、疱疹病毒、霉菌等感染,多见于免疫功能低下,如恶性肿瘤、糖尿病、放疗、AIDS 等情况。内镜下可见食管弥漫性充血、糜烂,溃疡伴伪膜、白斑形成。结合患者病史、组织病理学检查、毛刷细胞涂片检查结果可与食管癌进行鉴别诊断。

五、治疗原则

(1)食管癌首选外科手术治疗,如早期诊断并行手术治疗可获根治效果。术前应对手术适应证、肿瘤分期、切除可能性、手术术式及预期效果进行全面、准确的评估。

(2)不适宜外科手术治疗应争取放射治疗,可缩小癌块、缓解梗阻症状、延长生存期,为外科手术治疗创造条件。上段食管癌可将放射治疗作为首选,效果不亚于手术。

(3)化疗可作为不适宜手术、放射治疗患者姑息性治疗、手术、放射治疗后巩固治疗效果、防治复发的手段。内镜放置支架可作为不适宜手术、放射治疗患者缓解梗阻症状、延长生存期的手段。

六、治疗措施

1.外科手术治疗

(1)外科手术治疗是目前唯一可能达到根治食管癌效果的治疗措施。由于食管壁缺乏浆膜层,淋巴结引流丰富,早期易发生局部和远隔转移、跳跃式淋巴结转移,故进展期食管癌多不能达到根治效果。但姑息性手术治疗可缩小癌块、缓解梗阻症状、延长生存期。一般认为肿瘤分期为 0，Ⅰ，Ⅱa，Ⅱb，Ⅲ期中的 $T_3N_1M_0$ 的中下段食管癌，无明显局部外侵和远处转移，患者心肺功能及营养状况可以耐受手术则均应争取手术治疗。

（2）手术性质、方式、径路根据病变部位、范围和手术医师习惯而定。切缘应距离肿瘤边缘 5cm 以上，并尽量切除肿瘤外侵部分、清扫引流淋巴结并以适当器官（胃、结肠、空肠）代替食管。

（3）术后并发症有切口感染、肺炎、肺不张、ARDS、吻合口瘘、吻合口狭窄。术后远期生存时间取决于肿瘤分期、有无局部外侵、淋巴结转移及切缘残余癌。

2.放射治疗

（1）根治性放射治疗：适用于病变长度不超过 8cm、无远处转移及穿孔、瘘管形成、食管狭窄较轻的中上段食管癌病例。最好使用三野照射，照射总剂量 6000～7000cGY，每周 1 次。

（2）术前放射治疗：适用于有手术适应证的中晚期食管癌病例。可缩小肿瘤，抑制肿瘤外侵、淋巴结转移，提高手术切除率。使用三野照射，每日 200cGY，每周 5 次，总剂量达 4000cGY，休息 2～4 周后行手术治疗。

（3）术后放射治疗：适用于肿瘤残存部位或术后常规放疗，可巩固手术疗效，防治残存肿瘤复发，提高远期生存率。方法同术前放射治疗。

（4）姑息性放射治疗：适用于一般情况差、病变长度超过 8cm、伴锁骨上颈部淋巴结转移、声带麻痹患者，可缓解食管梗阻、气管压迫症状。

（5）并发症：放射治疗早期的并发症有放射性食管炎、气管炎、肺炎等，一般给予吸氧、抗生素、肾上腺皮质激素及对症治疗可缓解。晚期的并发症有放射性脊髓炎、放射性肺纤维化、食管疤痕狭窄等，一般不严重。

2.化疗

一般用于手术或放射治疗后的巩固治疗，要求患者一般情况好，骨髓、肝、肾、心、肺功能基本正常。单独使用疗效较差，目前多采用联合化疗。常用方案如下：

（1）FP 方案。

顺铂：100～120mg/m² 静滴，第 1 天。

氟尿嘧啶：800mg/m² 静滴，第 1～5 天。

每 4 周重复。

（2）DBV 方案。

顺铂：3mg/kg 静滴，第 1 天。

长春碱酰胺:3mg/m² 静滴,第 1、8、15、22 天。

平阳霉素:3mg/m² 静滴,第 3~6 天。

每 4 周重复。

(3)DMP 方案。

顺铂:20mg/m² 静注,第 1~5 天。

丝裂霉素:4~6mg/m² 静注,每周 1 次。

平阳霉素:6mg/m² 肌注静滴,每周 3 次。

7 周为一疗程。

第四节　贲门失弛缓症

贲门失弛缓症是食管贲门神经功能障碍性疾病。由于食管壁内神经丛与平滑肌损害及迷走神经功能障碍,引起食管贲门失弛缓,致使食管下括约肌(LES)压力升高。吞咽动作后 LES 不能充分松弛,食物不能进入胃中,同时由于食管动力障碍,蠕动差而致食物及液体潴留于食管内,故临床以吞咽困难、胸骨后疼痛及食物反流为最常见症状。病程 10 年以上 2%~7%的病例可合并食管癌。

一、诊断

1.临床表现

临床表现主要为吞咽困难,为最早、最常见也是最突出的症状,占 80%~90%甚至以上,其次为胸骨后不适(性质不一,可为灼痛、闷痛、刺痛或锥痛)、胃灼热、食物反流、体重减轻、消化道出血及呼吸系统症状。

吞咽困难可时隐时现,一般开始缓慢,经数月甚至数年逐渐加重,亦可突然发生,为进食时胸骨后不适和梗阻感。患者常习以为常,能借助饮水或吸气使之缓解。症状较重与病理改变不一致系本病的重要特征。

除吞咽困难外,进食后呕吐、误吸,有腐臭味的嗳气。随病情进展,可致食管迂曲和扩张。患者取卧位时,食管内滞留的食物可逆流入口腔或反流入肺,导致并发肺不张、肺脓肿和吸入性肺炎。

长期摄入不足可见体重下降、贫血,严重时可发生营养不良和维生素缺乏以及水电解质平衡失调。晚期极度扩张的食管压迫邻近器官可引起气急、发绀,食管严重滞留时常并发食管炎,有的为真菌性食管炎。

2.特殊检查

(1)X 线检查:病史长和食管有扩张者胸片显示纵隔右侧光滑而规则的食管轮廓。食管吞钡早期食管中下段轻度扩张、正常蠕动减弱或消失、不规则食管收缩、食管下端和贲门部呈特征性的鸟嘴状或胡萝卜根状变细进入膈下;中期食管明显增宽;晚期食管扩张明显、食管下端呈囊袋状扩大、中下段运动消失。滞留于食管内的钡剂可因口含硝酸甘油引起食管下括约肌的松弛开放而突然迅速地进入胃内。这一征象有助于贲门良恶性病变的鉴别。

(2)内镜检查:本病内镜表现缺乏特异性,可见食管腔扩张、食管内混有较多食物渣和滞留液、食管壁有轮状收缩环、贲门区紧闭,其上端的食管内径增宽,内镜充气不开放等改变。食物不易经食管进入胃内,而胃镜常可通过此口进入胃内而无阻力。

(3)食管测压:食管下 2/3 段推进运动消失,约 50% 的患者 LES 静息压(LESP)升高;吞咽时 LES 不松弛或松弛不全。少数松弛完全但时程短(<6s);能对各种食管运动功能障碍做出鉴别。

(4)饮水试验:置听诊器于剑突下,嘱患者饮水一杯,正常人 10 秒钟左右可听到水进入胃发出的声音,本病患者延长,甚至完全听不到。

3.鉴别诊断

(1)反流性食管炎:①有食管炎、管腔狭窄及食管裂孔疝的证据。②LES 压力降低。③食管内 pH 下降。④各种检查有反流现象。

(2)弥漫性食管痉挛:①有胸痛。②LES 可弛缓。③X 线检查食管排空迅速。④食管测压可见食管体部压力曲线呈强而有力的重复波,对醋甲胆碱无过强反应。

(3)食管神经官能症(如癔球症):大多为咽至食管部分有异物感,但无进食哽噎症状。

(4)食管癌:①内镜下有肿瘤的肉眼表现。②组织病理活检可明确诊断。

二、治疗

1.一般治疗

少食多餐,避免进食过快及过冷、过热或刺激性食物,解除精神紧张,必要时给予镇静剂。可针刺内关、足三里、上腹部、公孙等穴位。食管极度扩张者应每晚睡前行食管插管吸引。

　　患者大多情绪紧张、焦虑,导致病情加重,应用阿普唑仑 0.4mg,每日 3 次;或黛安神 1 片,每晚 1 次;或百忧解 25mg,每晚 1 次;或多塞平 25mg,每日 3 次,可抑制中枢神经兴奋性,降低患者的紧张情绪,缓解症状。

　　2.药物治疗

　　(1)胃肠动力药物:患者晚期常继发食管运动明显减弱,排空延迟,故可采用胃肠动力药物莫沙必利 5mg,每日 3 次;甲氧氯普胺 5～10mg 每日 4 次口服;或多潘立酮 10～20mg 每日 4 次口服,增加 LESP 和食管下端的蠕动,缩短食管与酸性反流物的接触时间。

　　(2)胆碱能药物:丁溴东莨菪碱 10～20 毫克/次,肌内注射或静脉注射,可阻断 M 胆碱受体,使乙酰胆碱不能与受体结合而松弛平滑肌,改善食管排空,可获疗效。

　　(3)钙离子拮抗药:可干扰细胞膜的钙离子内流,解除平滑肌痉挛,可松弛 LES,有效解除吞咽困难及胸骨后疼痛。硝苯地平舌下含服能降低 LES 静止压、食管收缩振幅和自发性收缩频率,同时也能改善食物在食管中的排空,使吞咽困难改善。常用量为 10～20mg,每日 3 次。

　　(4)硝酸盐类:硝酸盐或亚硝酸盐类药物在体内降解产生 NO,松弛 LES,从而缓解患者临床症状。常用药物:硝酸甘油 0.3～0.6mg,每日 3 次,餐前 15 分钟舌下含服,硝酸异山梨酯 5～10mg 餐前 10～20 分钟舌下含服,每日 3 次,疗程不宜过长,一般为 2 周,以防止产生耐药性。

　　(5)局部麻醉剂:2%普鲁卡因溶液 60ml 于餐前 15～20 分钟口服,有助于 LES 松弛,可能与该药抑制兴奋活动过程,而使 LES 松弛有关。

　　3.主要的内镜下治疗方法

　　(1)内镜下扩张治疗:通过机械方法使部分 LES 属纤维断裂,降低 LESP,以缓解其梗阻症状,以气囊扩张术应用最为广泛。

　　(2)POEM 手术:全称为经口内镜下肌切开术,是最近几年发展起来的新技术。是在食管表层(黏膜)"开窗"后,沿食管夹层(黏膜下层)直视下切开食管下端及贲门周围肌肉,再用金属夹缝合表层裂口。手术时间短,创伤小,恢复特别快,疗效可靠。

　　(3)其他:如内镜下肉毒杆菌毒素注射治疗、记忆合金支架置入治疗、硬化剂治疗、微波治疗等,相对应用较少。

　　(4)手术治疗:Heller 术是治疗贲门失弛缓症的主要术式,可在胸腔镜下操作,疗效较确切。

第五节 食管憩室

一、概述

食管壁异常突出形成空腔称为食管憩室。根据形成原因可分为膨出型和牵出型两种。食管腔内压力异常增高致使食管壁黏膜及黏膜下层组织穿过管壁肌肉薄弱区而疝出，形成膨出型憩室，膨出部分不包括食管肌层，属假性憩室。食管壁周围组织的力量牵拉食管壁全层，形成牵出型憩室，属真性憩室。

食管憩室并不少见，一般可分为三类：①咽—食管憩室，在食管憩室中最多见，常位于下咽缩肌与环咽肌之间的左后方；②食管中段憩室，一般认为是由于气管隆突下淋巴结结核等炎症粘连牵拉食管全层所致；③膈上食管憩室，最少见，位于食管下段膈上 10cm 处。

二、诊断

（一）症状与体征

1.咽—食管憩室

咽部食管后壁存在解剖上的薄弱区，当咽部肌肉运动不协调时，咽腔内压增高，食管上段黏膜及黏膜下层由此膨出形成憩室，多见于老年人。此型憩室的典型症状是唾液和食物在憩室囊袋内潴留，潴留物反流入口腔或在咽喉部被误吸入呼吸道，产生吸入性肺炎、肺脓肿。随着憩室长大，出现逐渐加重的吞咽困难，巨大憩室压迫食管可导致食管闭塞。大的憩室呈袋状，常伸入左侧颈部，患者可通过挤压憩室排空其内容物。并发憩室炎时可出现咽部疼痛、呕血。体格检查时，有时可在颈根部听到气过水声。

2.膈上食管憩室

膈上食管憩室通常发生于食管下括约肌上方食管的右侧，属膨出型憩室。常伴有食管或贲门痉挛、反流性食管炎、食管裂孔疝等疾病。临床症状不特异，可有吞咽困难、胸骨后疼痛。可并发憩室炎。

3.牵出型食管憩室

牵出型食管憩室多位于食管中段，是由于食管周围炎性病变与食管壁组织粘连,后期瘢痕收缩牵拉形成广口憩室。一般无食物潴留。绝大多数是在钡餐造影时偶然发现。一般无临床症状,偶可并发憩室炎而出现咽痛。

(二)检查

1.食管 X 线钡餐造影

造影可明确显示憩室部位、形态、大小,具有确诊价值。而且操作简单,安全可靠。应作为食管憩室的首选检查。

2.X 线胸片

咽—食管憩室并发吸入性肺炎或肺脓肿时,胸片可见到相应影像学变化。对相关治疗有参考价值。

3.CT 检查

CT 检查可鉴别纵隔肿瘤、脓肿或裂孔疝。

(三)诊断要点

1.食管上段憩室(咽—食管憩室)

(1)该处憩室容易压迫食管入口处,憩室小者仅有咽部异物感,唾液分泌增多。憩室增大时出现吞咽困难、口臭等,颈部可见肿物鼓出(多在左侧),憩室可压迫喉返神经引起声音嘶哑,憩室可继发炎症、溃疡、出血和穿孔。

(2)食管 X 线钡餐造影:见钡剂进入憩室,可显示鸽蛋到桔子大小阴影。

2.食管中段憩室

(1)较小而无炎症者可无症状;较大者可引起吞咽困难、胸骨后疼痛、恶心、呕吐等。

(2)食管 X 线钡餐造影宜取前斜位,憩室一般为半个核桃大小。

(3)可并发憩室炎,穿孔可造成食管气管瘘及纵隔炎症。

3.食管下段憩室

(1)发生于膈上 5～6cm 内的食管段,常伴有食管贲门弛缓或食管裂孔疝。

(2)吞咽困难、恶心、呕吐、食后上腹部疼痛,反流的食物中带有滞留腐败味。

(3)食管 X 线钡餐造影憩室较小,但也有较大如鸽蛋的病例。

4.假性食管憩室

(1)X 线检查时不能发现假性憩室,服钡造影可发现食管腔内有多发的长颈烧瓶状或小钮扣状小囊袋,1～5mm 不等,呈散在性或局限性分布,食管明显狭窄处,假性憩室亦较多,故认为食管狭窄与假性憩室周围炎症有关。

(2)内窥镜检查食管呈慢性炎症改变,仅在极少数患者中见到假性憩室开口,活检亦不易确诊。

（3）很多假性憩室患者常有念珠菌感染,可能是继发的,尤其是糖尿病患者。

三、治疗

食管憩室小且无症状者不需治疗,如果出现食物潴留或反流等症状,应先进行内科治疗,包括清淡饮食、抗感染、抑酸等。有明显症状如吞咽困难、胸骨后疼痛及癌变者需手术治疗。

（一）咽—食管憩室

病情多为进行性的,非手术的保守疗法均无效,因此诊断明确后应在出现并发症前尽快择期手术。

1.术前准备

一般不需要特殊术前准备,极少数患者需要静脉补液纠正营养不良,有并发症要积极治疗,病情得到控制后便可手术,不必久等,手术根除了发生并发症的病因,并发症才能彻底治愈。

术前 48 小时内进流食,尽可能变动体位排空憩室内的残留物,术前如能在透视下将鼻胃管送入憩室,并反复冲洗吸净存留物,有利于防止麻醉诱导时的误吸。保留在憩室内的胃管有利于术中寻找及解剖憩室,便于手术操作。

2.麻醉

气管内插管全身麻醉,可控制呼吸防止误吸,便于手术操作。

3.手术方法

咽—食管憩室多位于中线后方偏左侧,手术常采用左颈入路,但必须根据术前造影决定,如憩室偏向右侧应选用右颈入路。仰卧位,头转向健侧,取胸锁乳突肌前缘切口,自舌骨水平至锁骨上 1cm 处,切断颈阔肌,在气管前将胸锁乳突肌及周围组织、肌肉分开并向侧方牵引,显露肩胛舌骨肌,切除或牵开,切除更有利于憩室的显露。向侧方牵开颈动脉,切断甲状腺下动脉及甲状腺中静脉,将甲状腺牵向中线,注意保护气管食管沟内的喉返神经,仔细辨认憩室壁,可用手触摸憩室内的胃管,也可请麻醉师经胃管向憩室内缓慢注气使憩室膨出,便于辨认。用鼠齿钳夹提起憩室囊,沿囊壁解剖憩室颈。憩室颈下方为环咽肌上缘,上方为咽缩肌下缘,沿正中线自上而下切断环咽肌横行纤维及食管肌层约 3cm,并将憩室颈部的食管黏膜层和肌层向左右分开达食管周径的一半,使黏膜膨出,不必再处理。如憩室很大,应予切除,将原在憩室内的胃管送入食管腔内,用血管钳平于食管纵轴钳夹憩室颈部,切除憩室壁,缝合食管黏膜,线结打在腔内,注意切除不可过多,以免造成食管狭窄。置引流条引流,逐层缝合颈部切口。

4.术后处理

术后第 2 日可经口进食,术后 48～72 小时引流不多时拔除引流条。

5.手术并发症

手术并发症主要为喉返神经损伤,多数能自行恢复。其次是修补处渗漏或瘘管形成,局部换药,多能自愈。若发生食管狭窄,可行食管扩张术。

(二)膈上憩室的治疗

有症状的大憩室或在随访中逐渐增大的憩室以及有滞留征象,或合并其他畸形如食管裂孔疝、贲门失弛缓症等的憩室均应手术治疗。手术应特别注意同时纠正并发的畸形,否则易出现并发症或复发。

1.术前准备

基本同咽—食管憩室,但术前应行胃肠道准备:口服甲硝唑 0.4g,每日 3 次,连服 3 日。术前晚洗胃后口服链霉素 1g 并灌肠,这些措施均有利于预防食管瘘的发生。

2.麻醉

同咽—食管憩室的手术,采用气管内插管全身麻醉。

3.手术方法

膈上憩室多采用左侧第 7 肋床进胸,尽管有时憩室位于右侧,也是左胸入路便于手术操作。

开胸后将肺牵向前方,剪开纵隔胸膜显露食管,注意保留迷走神经丛。触摸憩室内胃管或请麻醉师经胃管注气,有助于辨认憩室,如憩室位于食管右侧,可游离并旋转食管便于显露憩室。憩室常是从食管肌层的一个缝隙中疝出。辨认出食管环行肌与食管黏膜的界面后,将肌层向食管远端切开约 3cm,向近端切开约 2cm,即可充分显露憩室颈。若憩室巨大可将憩室切除,分黏膜层和肌层两层切开,近端达下肺静脉水平,远端达胃壁 1cm 处。贲门肌层切开的部位应在憩室颈缝合修补处的侧方,以减少瘘的发生。常规行胸腔闭式引流。

4.术后处理

术后常规禁食,胃肠减压,静脉补液,肠鸣音恢复后停止胃肠减压,次日经口进食。肺膨胀良好无胸腔引流后,拔除胸腔引流管。

（三）食管中段憩室的治疗

无症状的牵出型食管憩室不需治疗,症状轻微的也可以长年观察,只在症状逐渐加重,憩室逐渐增大或出现并发症如炎症、异物穿孔、出血等时才需要手术治疗。

手术时应去除引起牵出型憩室的病因,并将可能合并存在的食管运动失调或梗阻,如贲门失弛缓症、膈疝、裂孔疝等一起纠正,以免复发或出现并发症。

术前准备及麻醉均同膈上憩室手术。

手术一般采用右胸入路,在肺门后方剪开纵隔胸膜,确认食管。憩室周围常有肿大的淋巴结和紧密粘连的纤维组织,游离憩室有一定困难,要仔细耐心切除肿大淋巴结,切开憩室时注意不要损伤食管,分黏膜及肌肉两层缝合。伴有脓肿、瘘管的要一并切除修补,胸膜、肋间肌、心包均可作为加固组织使用。

（四）假性食管憩室的治疗

治疗的目的是减轻症状及处理伴发病损。一般不需手术,食管扩张术可以减轻吞咽困难,抗酸治疗可以减轻食管炎症状。但假性憩室的 X 线表现多无改变,偶尔也有自行消失的。

四、病情观察

(1)诊断明确者,可根据患者的具体情况,采取适当的治疗方案,治疗过程中,应注意观察吞咽困难、消化道出血等症状是否改善;若症状不缓解,要注意调整治疗方案,并观察患者症状是否加重。

(2)诊断不明确者,应将常用的诊断方法告知患者及家属,建议患者尽快行内镜或食管 X 线钡餐检查以尽快明确诊断。

五、病历记录

1.门急诊病历

详细记录患者就诊的主要症状,如吞咽困难是否进行性加重,平时有无不良的饮食习惯,如有无吸烟、酗酒等病史。辅助检查记录胃镜和(或)X 线钡餐等检查结果。

2.住院病历

入院后如诊断不明确,应详尽列出与贲门失弛缓症、反流性食管炎等疾病的鉴别诊断要点、诊疗计划。

六、注意事项

1.医患沟通

一旦明确诊断经治医师应告知患者或其亲属有关本病的特点、检查方法、治疗手段及预后。如诊断尚不明确,则应告知患者或其亲属有关内镜或 X 线钡餐透视的目的、过程、有关风险等,以得到患者或其亲属的同意,劝其早期检查明确诊断。治疗时,一般可在上级医师的指导下,确定个体化的治疗方案。有关治疗效果、治疗中的可能并发症应及时告知患者或其亲属,以求得患者及家属的理解、配合。

2.经验指导

(1)有食物滞留、吞咽困难和明显炎症时,做手术切除(主要是食管上、下段憩室)。

(2)进食后采取适当体位,以利排出憩室内积食。

(3)局部解痉剂及抗炎药物应用。

(4)有恶心、呕吐或食物反流,可给予甲氧氯普胺(胃复安)、普瑞博思或莫沙比利等治疗。

第二章　胃和十二指肠疾病

第一节　急性胃炎

急性胃炎是由各种原因所致的急性胃黏膜炎性病变。临床上分为单纯性、糜烂性、化脓性和腐蚀性四种,以单纯性最为常见,其次是糜烂性、腐蚀性胃炎,化脓性胃炎罕见。以下主要介绍急性单纯性胃炎和急性腐蚀性胃炎。

一、急性单纯性胃炎

急性单纯性胃炎是由非特异性因素引起的胃黏膜充血、水肿、轻度糜烂,糜烂不超过黏膜肌层。临床颇为常见。表现为上腹痛、饱胀、嗳气、恶心和呕吐,或伴有腹泻和发热,数天内多痊愈。

(一)病因

主要由化学、物理因素、微生物感染或细菌毒素等引起。化学因素有药物(如水杨酸盐类、肾上腺皮质激素)、烈酒、胆汁酸盐和胰酶等;物理因素如进食过冷、过热或粗糙食物;微生物有沙门菌、嗜盐杆菌和幽门螺旋杆菌,以及某些流感病毒和肠道病毒等;细菌毒素有金黄色葡萄球菌毒素、肉毒杆菌毒素等。细菌和(或)其毒素常同时累及肠道,引起急性胃肠炎;某些有毒植物如毒蕈等亦可引起急性胃肠炎。

(二)病理

病变可为弥漫性,或仅限于胃窦部黏膜的黏膜渗出物多为卡他性炎症。黏膜充血水肿,表面有渗出物,可有点状出血和糜烂。固有膜有淋巴细胞、中性粒细胞、浆细胞浸润。严重者黏膜下层水肿、充血。

（三）诊断

1.临床表现

临床表现有暴饮暴食，进不洁食物、嗜酒或服刺激性药物史。起病急，症状轻重不一。多于进食后数小时至 24 小时内发作，主要表现为上腹饱胀、隐痛、食欲减退、嗳气、恶心、呕吐。严重者呕吐物略带血性。伴急性肠炎者可有腹泻、发热、脐周腹痛，严重者有脱水等。体检可有上腹或脐周轻度压痛，肠鸣音亢进。

2.X 线钡餐检查

X 线钡餐检查见病变黏膜粗糙、激惹。

3.内镜检查

内镜检查见胃黏膜充血、水肿、渗出、斑点状出血或糜烂等。

4.诊断要点

诊断要点根据病史、典型临床表现，结合胃镜检查可诊断。

5.鉴别诊断

本病应注意和早期急性阑尾炎、急性胆囊炎、急性胰腺炎及急性心肌梗死等鉴别。

（四）治疗

（1）去除病因、卧床休息、进清淡流质饮食，必要时禁食 1～2 餐。

（2）腹痛者可给解痉剂，如丙胺太林或山莨菪碱（654-2），也可应用制酸剂。

（3）细菌感染所致者应给予抗生素，如庆大霉素、诺氟沙星。

（4）呕吐、腹泻剧烈者应注意纠正水、电解质紊乱。

（五）预后

病程短暂，数天内可痊愈。

二、急性腐蚀性胃炎

吞服强酸、强碱及其他腐蚀剂所引起的胃黏膜腐蚀性炎症，称急性腐蚀性胃炎。

（一）病因

强酸（如浓盐酸、硫酸、硝酸、来苏）、强碱（氢氧化钾、氢氧化钠）或其他腐蚀剂均可引起腐蚀性胃炎。胃壁损伤程度与吞服的腐蚀剂剂量、浓度以及胃内情况有关。

（二）病理

主要病理变化为黏膜充血、水肿和黏液增多、糜烂、溃疡,重者胃黏膜出血、坏死甚至穿孔。

（三）诊断

1.临床表现

临床表现有吞服强酸、强碱等腐蚀剂史。吞服腐蚀剂后,最早出现口腔、咽喉、胸骨后及上腹部剧烈疼痛,常伴有吞咽疼痛、咽下困难、恶心呕吐、呕吐物呈血样。严重者可出现食管或胃穿孔的症状,甚至发生虚脱、休克。体查可发现唇、口腔、咽喉因接触各种腐蚀剂而产生颜色不同的灼痂,如硫酸致黑色痂、盐酸致灰棕色痂、硝酸致深黄色痂、乙酸或草酸致白色痂、强碱致透明性水肿等。上腹部明显压痛,胃穿孔者可出现腹膜炎体征。

2.特殊检查

胃穿孔者腹部 X 线透视可见膈下气影。内镜检查早期可致穿孔,应慎用。

3.诊断要点

诊断要点根据吞服强酸、强碱等腐蚀剂病史,结合临床表现及 X 线检查可做出诊断。

（四）治疗

（1）禁食、禁洗胃及使用催吐剂。尽早饮蛋清或牛乳稀释。强碱不能用酸中和,强酸在牛乳稀释后可服氢氧化铝凝胶 60ml。

（2）积极防治休克,镇痛,剧痛时慎用吗啡、哌替啶,以防掩盖胃穿孔的表现,喉头水肿致呼吸困难者,可行气管切开并吸氧。

（3）防治感染:可选用青霉素、氨苄西林、头孢菌素等广谱抗生素。

（4）输液:维持内环境平衡,需要时静脉高营养补液。

（5）急性期过后,可施行食管扩张术以预防食管狭窄,幽门梗阻者可行手术治疗。

（五）预后

取决于吞服腐蚀剂浓度与量,有无并发休克和胃穿孔。

第二节　慢性胃炎

慢性胃炎是指不同病因引起的胃黏膜的慢性炎症,临床上十分常见,占接受胃镜检查者的 80%～90%,男性多于女性。

慢性胃炎以往分为浅表性、萎缩性,由于肥厚性胃炎一直未得到证实,故很少采用。1990 年世界胃肠病大会上推出了胃炎新分类法,是参照内镜所见和胃黏膜活检做出的分类,因而更客观、实用。

作为慢性胃炎的一种,慢性浅表性胃炎的病变较轻,以胃小凹之间的固有膜内有炎性细胞浸润为特征。固有膜常见水肿、充血,甚至出血坏死,但病变不涉及黏膜肌层;而慢性萎缩性胃炎除见慢性浅表性胃炎的病变外,病损还累及腺体,使腺体萎缩,数目减少,黏膜肌层常见增厚,由于腺体萎缩或消失,胃黏膜有不同程度的变薄。

一、病因

引起慢性胃炎的原因很多,比较明确的病因有:

1.幽门螺杆菌(HP)感染

幽门螺杆菌(HP)感染现已明确慢性胃炎约 90%是由 HP 感染引起的,有人将其称为 HP 相关性胃炎。HP 为革兰阴性微需氧菌,其致病机制可能与以下因素有关:①HP 产生多种酶,如尿素酶及其代谢产物氨、过氧化氢酶、蛋白溶解酶、磷脂酶 A 等,对黏膜有破坏作用。②HP 分泌的细胞毒素,如含有细胞毒素相关基因和空泡毒素基因的菌株,可导致胃黏膜细胞的空泡样变性及坏死。③HP 抗体可造成自身免疫损伤。

2.物理因素

长期服用对胃黏膜有刺激的烈酒、浓茶、咖啡,过烫、过凉、过于粗糙的饮食,均可导致胃黏膜损伤。

3.化学因素

长期大量服用非甾体类消炎药,破坏黏膜屏障;烟草中的尼古丁不仅可影响胃黏膜的血液循环,还可导致幽门括约肌功能紊乱,造成胆汁反流;各种原因的胆汁反流均可破坏黏膜屏障。

4.免疫因素

在某些萎缩性胃炎病例的血清中,可测得壁细胞抗体和内因子抗体,尤其是伴有恶性贫血的胃萎缩者,检出率相当高。

5.其他

随着年龄的增长,胃局部的血管和黏膜本身发生退行性变,使黏膜分泌功能及屏障功能低下,这也是老年人发生萎缩性胃炎的重要因素。营养不良、长期缺乏蛋白质和维生素 B,也可引起胃黏膜炎症。心力衰竭、肝硬化合并门脉高压均可引起慢性胃炎。糖尿病、甲状腺病、慢性肾上腺皮质功能减退伴有萎缩性胃炎者亦较多见。

二、诊断

1.临床表现

(1)症状:慢性胃炎的症状无特异性,有上腹不适、饱胀、钝痛、烧灼痛,无明显节律性,一般进食后较重。其次是食欲不振、嗳气、恶心、反酸。胆汁反流性胃炎常有明显而持久的上腹部不适或疼痛,尤以进餐后为甚,可伴恶心和呕吐。有胃黏膜糜烂者可出现黑便或呕血。胃炎症状的轻重与黏膜的病变程度往往不一致,相当一部分患者无临床症状。

(2)体征:多不明显,有时上腹部有轻压痛,萎缩性胃炎患者可有消瘦、贫血、舌炎、腹泻等。

2.胃镜检查

悉尼分类将胃炎的胃镜诊断定为 7 种:充血渗出性胃炎、平坦糜烂性胃炎、隆起糜烂性胃炎、萎缩性胃炎、出血性胃炎、反流性胃炎和皱襞增生性胃炎。

(1)充血渗出性胃炎相当于浅表性胃炎,胃镜下常见黏膜充血、水肿,呈花斑状、红白相间的改变,且以红为主,或呈麻疹样改变,有灰白或黄白色分泌物,可有局限性糜烂和出血点。

(2)萎缩性胃炎胃镜表现常见为黏膜失去正常的橘红色,可呈淡红色、灰色、灰黄色或灰绿色,重度萎缩呈灰白色,色泽深浅不一,皱襞变细、平坦,黏膜下血管透见如树枝状或网状。有时在萎缩黏膜上见到上皮细胞增生而成的颗粒。萎缩的黏膜脆性增加,易出血,可有糜烂灶。

3.实验室检查

(1)胃液分泌功能:慢性浅表性胃炎的患者,胃液分泌功能的检查结果常正常,有时可以增高。萎缩性胃炎病变局限于胃窦者,胃酸可正常或稍低,A 型萎缩性胃炎时胃酸降低,重时无胃酸分泌。

(2)幽门螺杆菌检查:可通过胃黏膜直接涂片或组织切片镜检,尿素酶快速试验,细菌培养及 13C 或 14C 尿素呼气试验等方法检测,其中后两者为幽门螺杆菌诊断的金标准。

（3）胃蛋白酶原测定：胃蛋白酶原反映柱细胞的数量，可在胃液、血浆和 24 小时尿液中测胃蛋白酶的含量。胃酸和胃蛋白酶原分泌量一般呈平行关系。胃蛋白酶原低者活组织检查多数为萎缩性胃炎。

（4）内因子（IF）：内因子由壁细胞分泌，壁细胞减少者内因子分泌也减少。正常分泌量平均为 7700U/小时。检查内因子对萎缩性胃炎、胃萎缩及恶性贫血的诊断有帮助，内因子明显减少有利于以上三种疾病的诊断。

（5）血清胃泌素测定：放射免疫检测血清胃泌素含量，正常＜100ng/L。HP 感染性胃炎 35％～45％空腹血清胃泌素含量轻度升高，胃窦黏膜有严重萎缩时，空腹血清胃泌素正常或降低；以胃体为主的萎缩性胃炎常中度升高；伴有恶性贫血的胃萎缩患者空腹血清胃泌素明显增高，可达 1000ng/L 或以上，甚至＞5000ng/L，与胃泌素瘤相似。

（6）自身抗体测定：胃体萎缩性胃炎时血清壁细胞自身抗体（PCA）常呈阳性，对诊断有一定参考价值。血清内因子抗体（IFA）阳性率比 PCA 低，但如胃液中检测到 IFA，对诊断恶性贫血帮助很大。

4.X 线检查

气钡双重对比造影可很好地显示胃的黏膜像。胃黏膜萎缩时可见胃皱襞相对平坦和减少，对于浅表性胃炎的诊断帮助不大。

本病的诊断主要有赖于胃镜检查和直视下胃黏膜活组织检查。慢性胃炎的确诊主要靠病理学检查。由于慢性胃炎的病变可呈局灶性分布，做活检时宜多部位取材，一般在幽门前 2.5cm 及胃体中部小弯和大弯侧各取材至少 1 块，取材部位越多，诊断正确率越高。胃镜检查时如胃内注气过多可误为萎缩性胃炎，应予重视。

三、治疗

慢性胃炎尚无特效治疗，一般主张无症状者不须治疗。

1.避免引起急性胃炎的因素

避免引起急性胃炎的因素如戒除烟酒，避免服用对胃有刺激性的食物及药物如非甾体消炎药（NSAID）等。

2.饮食疗法

饮食疗法这是治疗慢性胃炎的主要措施。如能长期注意调摄，可使胃炎趋于痊愈。饮食规律,定时定量,避免暴饮暴食,食物宜软、易消化,避免过硬、过酸、过于辛辣和过热饮食。

3.抗 HP 治疗

抗 HP 治疗对 HP 感染引起的慢性胃炎,特别是有活动性者,应予根除治疗。HP 阳性者可给予质子泵抑制剂为主的四联疗法(PPI＋铋剂＋两种抗生素)。青霉素过敏者可以用克拉霉素、四环素、呋喃唑酮等,服甲硝唑有胃肠反应不能耐受者可改用替硝唑。

4.对症治疗

对症治疗有消化不良症状者可给予胃黏膜保护剂,如硫糖铝 1.0g,每日 3 次;腹胀、恶心、呕吐者可给予胃肠动力药,如甲氧氯普胺(氧氯普胺),多潘立酮(吗丁啉)或西沙必利;有高酸症状者可给予制酸剂,但 A 型萎缩性胃炎者不宜用制酸剂。有胆汁反流者可给予硫糖铝、达喜及胃肠动力药以中和胆盐,防止反流。

5.中药治疗

黄芪、党参、桂枝、香附、丹参、赤芍、莪术、炮山甲、炙甘草可增加胃黏膜血流量;以血竭、丹参、赤芍为主药的调气活血方萎胃安,治疗萎缩性胃炎可使胃黏膜增厚,加用菝葜、藤梨根、白花蛇舌草可使肠腺化生、不典型增生减轻,甚或消失。

6.其他

缺铁性贫血补充铁剂,恶性贫血者需终生用维生素 B_{12} 注射治疗。有些研究发现,萎缩性胃炎患者血清中微量元素锌、硒、胡萝卜素等含量降低,可适当补充。

7.手术治疗

手术治疗一定要慎重,严格掌握指征,尤其是对年轻患者。外科手术适用于萎缩性胃炎伴重度不典型增生或重度肠腺化生,尤其是不完全性大肠腺化生者。

慢性浅表性胃炎预后良好,少数可演变为萎缩性胃炎。萎缩性胃炎伴有重度肠腺化生或(和)不典型增生者有癌变可能。慢性萎缩性胃炎的癌变率每年约 1‰,故应定期随访,一般 6～12 个月复查胃镜 1 次。

第三节　消化性溃疡

溃疡指黏膜缺损超过黏膜肌层。消化性溃疡(PU)主要指发生在胃和十二指肠的溃疡,溃疡亦可发生于食管下端、胃—空肠吻合口附近及 Meckel 憩室,临床上以十二指肠溃疡(DU)多见。由于溃疡的形成与胃酸及胃蛋白酶的消化作用有关,故称之为消化性溃疡。

一、病因与发病机制

(1)保持黏膜完整的因素有：

①顶端屏障：主要有特殊的顶端细胞膜和胃黏膜细胞的紧密连接复合物组成。

②前列腺素：胃、十二指肠黏膜合成多种前列腺素，其中以前列腺素 E_2 和 I_2（PGE_3 和 PGI_2）最重要，可增加黏膜血流量，增加碳酸氢盐和黏液分泌。

③黏液：黏液中多聚体糖蛋白是构成黏液黏滞性和凝胶性的主要成分。

④碳酸氢盐（HCO_3^-）：HCO_3^- 由胃上皮细胞分泌，刺激胃黏膜 HCO_3^- 分泌的因子有 H^+ 浓度增加、PGE_2、抗胆碱能药物、胆囊收缩素等。

⑤黏膜血流量：是保持黏膜完整的重要因素。

⑥黏膜的修复和重建。

(2)在传统的损害因子中，胃酸—胃蛋白酶，特别是胃酸的作用占主导地位。十二指肠溃疡患者迷走神经兴奋性增高，其壁细胞数量较健康人为多，壁细胞对胃泌素的敏感性也较强，故昼夜胃酸分泌过高，使十二指肠球部有持续的过度酸分泌，导致溃疡形成。

(3)胃蛋白酶是由胃蛋白酶原在 $pH<6.0$ 时降解转变而成，与正常人相比，溃疡病患者胃蛋白酶水平增高，对蛋白和黏液的消化能力也增强。

(4)消化性溃疡发生与胃、十二指肠黏膜保护因素及损害因素的平衡失调有关，传统上损害因子主要指胃酸、胃蛋白酶、饮酒、某些药物特别是非甾体抗炎药（NSAID）等，NSAID 引起溃疡的机制是：

①NSAID 能抑制环氧化酶的活性，阻断内源性前列腺素 E2 和 I2 的合成，削弱黏膜抵御损害因子的能力。

②NSAID 抑制胃黏液的合成和碳酸氢盐的分泌，削弱黏液—碳酸氢盐屏障。

③NSAID 还能抑制溃疡边缘的细胞增生，阻碍黏膜修复与溃疡愈合。

④NSAID 还能减少胃和十二指肠黏膜血流，以糜烂和溃疡处为甚。

(5)近年来的研究提示幽门螺杆菌（H.pylori）与消化性溃疡的发生密切相关，十二指肠溃疡患者 H.pylori 检出率为 $90\%\sim100\%$，胃溃疡（GU）患者检出率为 $70\%\sim90\%$。研究发现 NSAID 和 H.pylori 在溃疡病发生中有协同作用。H.pylori是一种革兰氏阴性杆菌，自然定植于胃窦黏膜上皮表面与黏液层的底层。

H.pylori 致病机制是其毒性因子造成炎症反应和免疫反应,破坏胃黏膜屏障,使胃酸与胃蛋白酶分泌增多,造成胃及十二指肠黏膜的损伤。

H.pylori 的毒性因子包括:

①空泡毒素和细胞毒素相关基因蛋白:VacA 可使黏膜上皮细胞空泡变性、坏死。

②尿素酶:产生的氨能降低黏液中粘蛋白的含量,破坏黏液的离子完整性,削弱屏障功能,造成 H^+ 反弥散。

③脂多糖、脂酶和磷脂酶 A:均能破坏黏液的屏障功能。

二、临床表现

(一)症状

1.疼痛的部位与性质

疼痛的部位与性质大多数患者有上腹部疼痛,十二指肠溃疡疼痛可在剑突下偏右,胃体和贲门下的胃溃疡表现为左前胸下或左上腹疼痛。后壁溃疡疼痛可向背部放射。疼痛性质可呈钝痛或烧灼样、痉挛样、饥饿样痛。

2.节律性疼痛

十二指肠溃疡疼痛一般在餐后 2～4 小时发生,呈疼痛→进食→缓解规律,常伴有夜间痛;胃溃疡疼痛多在餐后 1 小时左右,呈进食→疼痛→缓解规律。

3.慢性病程,周期性发作

慢性病程,周期性发作病史可达几年或十几年,发作呈周期性,与缓解期交替,以秋末和春初时多发。可伴有反酸、嗳气、上腹饱胀等消化不良症状。但随着抗 H.pylori 治疗的普及及治疗方案的完善,反复发作的病例大为减少。

(二)体征

常见的阳性体征是上腹部局限性压痛,少数患者出现贫血,部分患者可有消瘦或体质瘦弱。

三、入院检查

1.胃酸测定

胃酸测定约 80% 的 DU 患者 BAO(基础胃酸分泌量)和 MAO(最大胃酸排出

量)均增加,GU 患者胃酸分泌正常或稍低。因胃酸分泌量与正常人之间有重叠,因而胃酸测定对消化性溃疡诊断的价值不大。

2.胃镜检查

胃镜检查可直接见到黏膜溃疡,溃疡多呈圆形或椭圆形,底部平整,表面附有白色或黄白苔,边缘整齐,周边黏膜充血、水肿,溃疡愈合过程中可有黏膜皱襞集中。良性溃疡内镜下分 3 期:活动期(A 期)、愈合期(H 期)和瘢痕期(S 期)。各期再分为两个亚期即 A_1、A_2,H_1、H_2,S_1、S_2。胃镜检查有确诊价值,但胃溃疡应注意与胃癌相鉴别。

3.X 线钡餐检查

溃疡患者的 X 线征象可分为直接和间接两种。直接征象为钡剂充盈于溃疡的凹陷处形成龛影,并突出于胃腔轮廓之外,它是 X 线检查诊断溃疡病的可靠依据,其周围环绕月晕样浅影或透光圈,系溃疡周围黏膜充血和水肿所致。溃疡在愈合过程中,由于纤维组织增生,黏膜可呈放射状向龛影集中。溃疡对侧出现痉挛性切迹、瘢痕收缩所致的局部变形等是溃疡病的 X 线间接征象,间接征象的特异性较差。

4.H.pylori 检测

H.pylori 检测可作为消化性溃疡治疗方案和预后的判定指标。

H.pyor/感染的检测方法有:

(1)细菌培养。

(2)胃黏膜直接涂片、组织切片染色或免疫组化染色(Warth-Starry 银染或改良 Giemsa 染色)。

(3)尿素酶依赖性试验(快速尿素酶试验、13C 或 14C-尿素呼气试验)。

(4)特异的 PCR 检测。

(5)血清学试验检测 H.pylori 抗体。H.pylori 临床诊断标准为上述检查中任一项阳性。其中以尿素酶法简便快捷,而尿素呼气试验为非侵入性诊断方法,其灵敏度与特异性均高,便于作筛选和治疗后复查用。

四、诊断与鉴别诊断

(一)诊断标准

(1)典型患者根据慢性周期性发作和节律性上腹部疼痛的临床表现可做出初

步诊断,但确诊依赖内镜检查和 X 线钡餐检查。

(2)内镜检查可确定溃疡的部位、大小、数目,结合活组织病理检查可鉴别恶性溃疡。

(二)鉴别诊断

1.功能性消化不良

功能性消化不良其特点是上腹部疼痛或饱胀不适,也可有反酸、嗳气等表现,体检可完全正常或仅有上腹部轻度压痛,胃镜和 X 线检查可以鉴别。

2.胃癌

胃癌临床上难以区分良性溃疡与恶性溃疡,癌性溃疡有时经治疗也可暂时愈合,故极易误诊为良性溃疡。两者鉴别主要依靠 X 线钡餐和胃镜检查,一般而言,钡餐检查时,如发现龛影位于胃腔轮廓内,龛影周围黏膜强直、僵硬,向溃疡聚集的黏膜皱襞有中断现象是恶性溃疡的特点。胃镜下如溃疡直径大于 2.5cm,形态不规则,底部附以污秽苔,周边呈围堤状、僵硬,触之易出血,以及局部蠕动减弱或消失是恶性溃疡的特点。结合溃疡边缘黏膜病理组织学检查即可确诊。

3.胃泌素瘤

胃泌素瘤亦称 Zollingcr-F-llisor-综合征,是胰腺非 β 细胞瘤分泌大量胃泌素所致。其特征是血清胃泌素异常增高,胃酸分泌增高、上消化道多发、难治性溃疡伴腹泻。与普通消化性溃疡相比,胃泌素瘤所致的溃疡呈多发性、位置不典型(如球后、空肠),且难以治愈,并发症多见。胃酸分泌量和血清胃泌素检测有助于两者的鉴别,B 超、CT、MRI 检查如能发现胰腺或其他组织内有小的肿瘤瘤体时则有助于本病的诊断。

4.钩虫病

十二指肠钩虫病者症状可类似于十二指肠溃疡,但胃镜检查如在十二指肠降部见到钩虫虫体或出血点,或粪检发现钩虫卵则有助于诊断。

五、诊疗原则

(1)消化性溃疡的治疗目的在于缓解症状、促进溃疡愈合、减少复发,避免并发症的发生。

(2)对于消化性溃疡患者,首先要明确其是否有 H.pylor/感染。如果 H.pylori 阳性,则应首先抗 H.pylori 治疗,必要时在抗 H.pylori 治疗结束后再给予 2～4 周抑制胃酸分泌治疗;而 H.pylori 阴性的溃疡包括 NSIAD 相关性溃疡,给予常规治疗,即 H2RA 受体拮抗剂或 PPI 抑酸治疗,合并使用黏膜保护剂。

(3)GU 患者主要应用黏膜保护剂辅以酸分泌抑制剂治疗。DU 的疗程为 4~6 周,GU 的疗程为 6~8 周。至于是否需行维持治疗,应根据溃疡复发频率、患者年龄、服用 NSAID、吸烟、是否合并其他严重疾病、有无溃疡并发症等危险因素,综合考虑后做出个体化治疗决定。

六、治疗措施

1.一般治疗

(1)适当休息,避免精神过度紧张和情绪激动,必要时给予镇静安眠药如安定、多虑平等。

(2)食物宜清淡,易消化,避免刺激性食物,如辛辣食物、咖啡、酒精等,吸烟可使幽门括约肌张力降低,胆汁反流增加,故应戒烟。

(3)慎服非甾体类固醇类可能致溃疡的药物如水杨酸制剂。

2.药物治疗

(1)制酸药:制酸药能提高胃十二指肠内的 pH 值,缓解疼痛,促进溃疡愈合。碱性药物如氢氧化铝、铝碳酸镁、碳酸钙、碳酸氢钠、次碳酸铋等,片剂可在嚼碎后吞服,3~7 次/天。碳酸氢钠口服后很快从胃内排入肠道,故中和胃酸的时间较短,须多次服用,由于其易引起 CO_2 增多、钠潴留和碱中毒.故较少单独使用;碳酸钙溶解度低,口服后在胃内停留时间较长,其中和胃酸的作用时间比碳酸氢钠长,但过量服用也可引起高钙血症;氢氧化镁不溶于水,与胃酸作用后生成氯化镁和水,氯化镁易溶于水,但在肠道内多形成不易溶于水的碳酸镁或磷酸镁,故有致泻作用。市场上制酸药多为复合制剂,如胃舒平、胃疡宁、胃得乐等,含铝、铋制剂可致便秘,而含镁制剂可致腹泻,它们配伍后可抵消各自的副作用。

(2)H_2 受体拮抗剂:组胺与壁细胞膜上的 H_2 受体结合后导致壁细胞分泌胃酸,H_2 受体拮抗剂(H2RA)能特异性阻断组胺与壁细胞上的 H_2 受体的结合,从而抑制胃酸的分泌。这类药物发展很快,目前已从第一代的西咪替丁发展到第四代的尼沙替丁、罗沙替丁。

①西咪替丁:西咪替丁,常用量为 200mg,每次餐后服 1 次,夜间睡前加服 400mg,现多推荐每日睡前用药 1 次,800mg。

②雷尼替丁:雷尼替丁抑酸作用强于西咪替丁,常用量为 150mg,早晚各 1 次,口服或睡前 300mg 顿服。西咪替丁和雷尼替丁的副作用主要有乏力、转氨酶升高、血肌酐升高、皮疹等,一般程度较轻,停药后可逆转。现临床应用较多的是枸橼酸铋比雷尼替丁(RBC),是由雷尼替丁与枸橼酸铋合成的一种新盐,用法为 350mg,每日 2 次,口服。

③法莫替丁:法莫替丁为第三代 H_2 受体拮抗剂,其抑酸作用优于雷尼替丁,只需 40mg,每日 1 次或 20mg,每日 2 次口服,副作用较小。

④尼沙替丁:尼沙替丁为第四代 H_2 受体拮抗剂,常用量为 150mg,每日 2 次,口服。

(3)质子泵抑制剂:选择性抑制壁细胞膜 H^+/K^+-ATP 酶,阻断了酸分泌的最后通道,能强有力地抑制胃酸分泌,且不受进食和其他形式刺激的影响,是当代最强大的抑酸药。这类药物的特点是症状消失快,溃疡愈合快,常在 2 周内使溃疡愈合,不良反应少见。常用者有奥美拉唑为 20mg,1~2 次/天,口服;兰索拉唑 30mg,1~2 次/天,口服;泮托拉唑 40mg,1 次/天,口服;雷贝拉唑 10mg,1 次/天,其抑酸效果无个体差异性;埃索美拉唑是第一个以单-S-异构体存在的 PPI 抑酸作用亦很强,剂量为 20~40mg/d,口服。较长期应用质子泵抑制剂后,尚未发现有严重的毒副作用。

(4)黏膜保护剂。

①硫糖铝:硫糖铝是八硫酸蔗糖的氢氧化铝盐,在酸性环境中氢氧化铝与硫酸蔗糖分离,聚合成不溶性带负电的胶体,与带正电的蛋白质渗出物结合,形成保护膜,同时也有轻度中和胃酸作用,用法每次 1g,4 次/天,其主要不良反应便秘的发生率较高。

②铋剂:目前常用的有三钾二枸橼酸络合铋(CBS)、胶体果胶铋等,在 pH<5 的酸性环境下,可整合溃疡面的蛋白质覆盖溃疡面,从而保护溃疡免受胃酸、胃蛋白酶侵蚀,促进溃疡愈合;铋剂还有促进黏膜内前列腺素合成、杀灭 H.pylori 的作用。CBS 的常用量为 120 毫克/次,4 次/天或 240 毫克/次,2 次/天,与餐前半小时服用。服用铋剂后粪呈黑色,应与消化道出血鉴别,其主要不良反应是铋吸收所致的铋中毒,特别是长期大量服用时,故这类药物适于间断服用,疗程不宜超过 8 周。

③前列腺素 E 制剂:前列腺素 E(PGE)可增加胃和十二指肠黏膜的血流,疏通血液循环,刺激黏液/碳酸氢盐分泌,促进黏膜上皮再生,减少基础胃酸和胃蛋白酶的分泌。人工合成的前列腺素制剂有米索前列醇,常用量为 200μg,4 次/天,口服,

4～8周为一疗程,最常见的不良反应为腹痛,腹泻,多轻微、短暂,减少药物剂量后好转。

④其他的黏膜保护剂:麦滋林-S、施维舒、思密达、铝碳酸镁等均可保护胃黏膜,促进溃疡愈合。

(5)抗 H.pylori 治疗:H.pylori 是消化性溃疡发生与复发的重要病因,有 H.pylori 感染的溃疡无论是初发还是复发,除用抑制酸分泌药物外,均需抗 H.pylori 治疗。H.pylori 对某些抗生素易产生耐药性,特别是在这些药物单独应用时,包括甲硝唑、替硝唑、大环内酯类等,单独使用一种抗 H.pylori 药物的根除率很低,故目前的 H.pylori 根治方法是联合用药。目前推荐铋剂四联(PPI＋铋剂＋2 种抗生素)作为主要的经验性根除 H.pylori 治疗方案(推荐 7 种方案)。标准剂量(质子泵抑制剂＋铋剂;2 次/天,餐前 0.5h 口服)＋2 种抗生素(餐后口服)。标准剂量质子泵抑制剂为艾斯奥美拉唑 20mg、雷贝拉唑 10mg(或 20mg)、奥美拉唑 20mg、兰索拉唑 30mg、泮托拉唑 40mg、艾普拉唑 5mg,以上选一;标准剂量铋剂为枸橼酸铋钾 220mg(果胶铋标准剂量待定)。青霉素过敏者推荐的铋剂四联方案抗生素组合为:①四环素＋甲硝唑;②四环素＋呋喃唑酮;③四环素＋左氧氟沙星;④克拉霉素＋呋喃唑酮;⑤克拉霉素＋甲硝唑;⑥克拉霉素＋左氧氟沙星。除含左氧氟沙星的方案不作为初次治疗方案外,根除方案不分一线、二线,应尽可能将疗效高的方案用于初次治疗。初次治疗失败后可在其与方案中选择一种方案进行补救治疗。方案的选择需根据当地的 H.pylori 抗生素耐药率和个人药物使用史,权衡疗效、药物费用、不良反应和其可获得性。

抗生素方案:

①阿莫西林 1000mg,2 次/天,克拉霉素 500mg,2 次/天。

②阿莫西林 1000mg,2 次/天,左氧氟沙星 500mg,1 次/天或 200mg,2 次/天。

③阿莫西林 1000mg,2 次/天,呋喃唑酮 100mg,2 次/天。

④四环素 500mg,3 次/天或 4 次/天,甲硝唑 400mg,3 次/天或 4 次/天。

⑤四环素 500mg,3 次/天或 4 次/天,呋喃唑酮 100mg,2 次/天。

⑥阿莫西林 1000mg,2 次/天,甲硝唑 400mg,3 次/天或 4 次/天。

⑦阿莫西林 1000mg,2 次/天,四环素 500mg,3 次/天或 4 次/天。

(6)抗胃泌素药:丙谷胺可与胃泌素竞争其受体,抑制胃酸分泌。剂量为1g/d,分 3～4 次口服,因其疗效不确切,故很少单独应用。

(7)抗胆碱药:这类药物可抑制迷走神经而减少胃酸分泌,并能松弛平滑肌,有利于制酸药及食物中和胃酸,故可缓解疼痛。常用者有阿托品、山莨菪碱等,但由于其抑制泌酸作用不强,而副作用明显,如心率加快、口干及中老年人尿潴留等,且胃排空延缓可刺激胃泌素分泌,不利于溃疡愈合,故不作常规应用。派吡氮平是一种较新的抗胆碱能药物,它对 M_1 和 M_2 受体的亲和力不同,抑制 M_1 受体所需的剂量远比抑制 M_2 受体的剂量为小,故对平滑肌和心肌无明显的影响,副作用较小,常用量为 50mg 口服,2 次/天。

（8）胃动力药:胃动力药可促进胃排空,减少胆汁反流,缓解恶心、嗳气、腹胀等症状,促进溃疡愈合。常用药物有多潘立酮 10mg,3 次/天,饭前 15min 口服;西沙必利 10mg,3 次/天,饭前 15min 口服。但西沙必利有腹泻、心脏 QT 间期延长等副作用,故现已少用或不用。也可选用新的胃肠促动力药物如莫沙必利 5mg,3 次/天;伊托比利 50mg,3 次/天,饭前 15～30min 口服。

3.外科治疗

外科治疗手术适应证有:

（1）溃疡并发大量出血,经内科治疗 24～48 小时无效;

（2）溃疡穿孔;

（3）器质性幽门梗阻;

（4）胃溃疡疑有恶变;

（5）经过至少 1 次严格内科治疗而又多次复发,或愈合后复发溃疡较大者;

（6）难治性或顽固性溃疡经严格的内科治疗无效者。

第四节　功能性消化不良

功能性消化不良（FD）是指具有上腹痛、上腹胀、早饱、嗳气、食欲不振、恶心、呕吐等上腹不适症状,经检查排除了引起这些症状的胃肠道、肝胆道及胰腺等器质性疾病的一组临床综合征,症状可持续或反复发作,症状发作时间每年超过 1 个月。

FD 是临床上最常见的一种功能性胃肠病。欧美的流行病学调查表明,普通人群中有消化不良症状者占 19％～41％,我国发病率约为 20％～30％。

一、病因与发病机制

（1）健康人在消化间期表现为特征性的移行性复合运动波（MMC）,其中 MMC

Ⅲ期起清道夫的重要作用,餐后进入消化期,近端胃呈适应性舒张,容纳食物,远端胃收缩、蠕动,消化食物,使其变为细小的颗粒。胃窦、幽门与十二指肠的协调运动在排空过程中起重要作用。FD患者的胃窦、幽门与十二指肠动力异常,不仅存在于消化期,而且见于消化间期,后者包括MMCⅢ期出现次数减少,MMCⅡ期的动力减弱和十二指肠胃反流等,因此患者空腹就有症状,餐后也不减轻,甚或加重。

(2)FD的病因和发病机制至今尚不完全清楚,可能与多种因素有关。目前认为,上胃肠道动力障碍是主要的病理生理学基础,精神因素和应激因素也一直被认为与其发病有密切关系。FD患者存在个性异常、焦虑、抑郁积分显著高于正常人群和十二指肠溃疡组。

二、临床表现

1.症状

(1)FD的症状有上腹痛、上腹胀、早饱、嗳气、食欲不振、恶心、呕吐等,常以某一个或某一组症状为主,至少持续或累积4周,年以上,在病程中症状也可发生变化。

(2)起病多缓慢,病程常经年累月,呈持续性或反复发作,不少患者由饮食、精神等因素诱发。部分患者伴有失眠、焦虑、抑郁、头痛、注意力不集中等精神症状。无贫血、消瘦等消耗性疾病表现。

(3)临床上将FD分为3型:溃疡型(上腹痛及反酸为主)、动力障碍型(早饱、食欲不振及腹胀为主)和非特异型。

2.体征

FD的体征多无特异性,大多数患者中上腹有触痛或触之不适感。

三、入院检查

1.胃排空测定技术

胃排空测定技术核素扫描被认为是测定胃排空的金标准,25%～50%患者胃半排空时间延长,主要是对固体食物半排空时间延长。

2.内镜检查、B超及其他影像学检查(包括X线检查、CT、MRI等)

内镜检查、B超及其他影像学检查意义在于排除器质性疾病,有利于与胃及十二指肠溃疡、食管炎,肝、胆、胰腺疾病和肿瘤等器质性病变鉴别。X 线、MRI 成像技术在一定程度上还可以反映不同时间的胃排空率。

四、诊断与鉴别诊断

(一)诊断标准

FD 的诊断标准如下:

(1)上述消化不良的症状在 1 年中持续 4 周或 3 月以上。

(2)内镜检查无食管、胃和十二指肠溃疡、糜烂和肿瘤性病变,也无这类疾病病史。

(3)B 超、X 线、CT、MRI 和有关实验室检查排除了肝、胆、胰腺疾病。

(4)无精神病、结缔组织病、内分泌和代谢疾病及肾脏病存在。

(5)无腹部手术史。

(二)鉴别诊断

诊断 FD 患者时,必须除外器质性消化不良,后者经有关检查能显示相关病因,如消化性溃疡、糜烂性胃炎、食管炎及恶性疾病等。FD 需与下列疾病鉴别。

1.慢性胃炎

慢性胃炎的症状与体征均很难与 FD 鉴别。胃镜检查发现胃黏膜明显充血、糜烂或出血,甚至萎缩性改变,则常提示慢性胃炎。

2.消化性溃疡

消化性溃疡的周期性和节律性疼痛也可见于 FD 患者,X 线钡餐发现龛影和胃镜检查观察到溃疡病灶可明确消化性溃疡的诊断。

3.慢性胆囊炎

慢性胆囊炎多与胆结石并存,也可出现上腹饱胀、恶心、嗳气等消化不良症状,腹部 B 超、口服胆囊造影、CT 等影像学检查多能发现胆囊结石和胆囊炎征象可与 FD 鉴别。

4.其他

FD 还需与其他一些继发胃运动障碍疾病,如糖尿病胃轻瘫、胃肠神经肌肉病变相鉴别,通过这些疾病特征性的临床表现与体征一般可做出鉴别。

五、诊疗原则

FD主要是对症治疗,要遵循综合治疗和个体化治疗的原则。治疗包括避免可能的诱发因素,缓解症状,减少复发以提高生活质量。

六、治疗措施

FD尚无特效药,主要是经验性对症治疗。

1.抑制胃酸分泌药

抑制胃酸分泌药适用以上腹痛伴有反酸为主要症状者,可选择碱性制酸剂或酸分泌抑制剂,如西咪替丁等H_2受体拮抗剂或奥美拉唑等质子泵抑制剂等。

2.促胃肠动力药

促胃肠动力药适用于以上腹饱胀、早饱、嗳气为主要症状者。多潘立酮为周围性多巴胺受体阻滞剂,常用剂量为10mg,每日3次,饭前15分钟服;西沙必利为5-羟色胺受体激动剂,用量为5～10mg,每日3次,餐前15～30分钟服用,疗程2～8周。但西沙必利可致腹鸣、稀便或腹泻、腹痛和心肌QT间期延长等副作用,故现已较少应用,心脏病人更应慎用。甲氧氯普胺(胃复安)为中枢性及周围性多巴胺受体阻滞剂,因长期服用锥体外系副作用大,故现已少用或不用。近年来新的促胃肠动力剂如莫沙必利、伊托比利等也可选用,莫沙必利常用剂量为5毫克/次,3次/天,于餐前1/2h服用。对疗效不佳者,抑制胃酸分泌药和促胃肠动力药可轮换用或合用。

3.抗H.pylori治疗

抗H.pylori治疗对小部分FD伴有H.pylori感染的患者应加用杀灭H.pylori药物,一般采用四联药物疗法。

4.抗抑郁药

上述治疗疗效欠佳而伴随明显焦虑、紧张、抑郁等症状者可试用抗抑郁药,但起效较慢。常用药有二环类抗抑郁药如阿米替林25mg,每日2～3次;具有抗5-羟色胺作用的抗抑郁药如氟西汀20mg,每日1次,宜从小剂量开始,注意药物副作用。

5.其他

可用黏膜保护剂,如氢氧化铝凝胶、铋剂、硫糖铝、麦滋林-S等。

七、疗效评价

FD 患者经上述治疗,症状一般可得到有效控制。大多数患者在去除焦虑、紧张等情绪因素并通过系统的药物治疗后,可痊愈出院。据报道约 3% 患者可发展成消化性溃疡,约 25% 患者可多年不愈,甚至终身罹患。

八、出院医嘱

1.照护原则

(1)建立良好的生活习惯,避免烟、酒及服用非甾体抗炎药,避免个人生活经历中会诱发症状的食物。

(2)由于心理因素可引起发病,应进行解释和劝告,调整患者的心理状态。

2.注意事项

(1)注意根据患者不同特点进行心理治疗,消除患者对所患疾病的恐惧和疑虑。

(2)失眠、焦虑者可于睡前口服适当予镇静催眠药。少数 FD 患者药物治疗疗效不佳,可采用多种药物联合治疗,同时进行心理行为治疗,必要时可结合暗示治疗。

第五节　胃癌

胃癌是我国最常见的肿瘤之一,占消化道恶性肿瘤死亡率的第一位。男女之比为 2∶1～3∶1,多见于 40～60 岁。胃癌在不同国家、不同种族、不同地区或同一地区的不同时间,其发病率都有较大的差异,我国北方比南方高,沿海比内地高,以西北地区的甘肃、青海、宁夏为最多见。

一、病因与发病机制

胃癌的病因与发病机制至今尚未完全阐明,一般认为是外界环境因素与机体内在因素相互作用的结果。

1.外界致癌因素

外界致癌因素包括化学性因素,如食物中的亚硝胺类、多环芳烃,以及土壤和水中的微量元素等、物理性因素、生物性因素如病毒、细菌等。亚硝胺已是公认的致癌物质,是经硝酸盐经胃内细菌的还原酶还原为亚硝酸盐再与胺类结合而成的。硝酸盐存在于多种食物中,如烟熏和腌制的鱼肉、咸菜等。近期流行病学研究表明 H.pylori 感染可能是胃癌发生的重要原因之一,H.pylori 以胃窦部多见,H.pylori 感染导致胃酸分泌减少,使分解硝酸盐的细菌在胃内增生,致癌性的亚硝基化合物产生增加。H.pylori 的代谢产物如氨、乙醛以及释放的各种毒素如空泡毒素 VacA 损伤胃黏膜引起炎症反应和免疫反应,导致胃黏膜损伤,如在此基础上发生不典型增生,则胃癌发生的危险性增高。

2.内在因素

一些癌前状态或病变,如慢性萎缩性胃炎、胃溃疡、胃息肉、残胃等与胃癌发生均有一定关系。此外胃癌发病与遗传因素也密切相关,目前已发现多种癌基因(如 Ras、erbB2、met、myc 等)和抑癌基因(如 p53、p16、nm23、APC 等)在胃癌癌变过程中有表达异常。胃癌的发生是一个多步骤、多阶段的过程,它是以多种癌基因的激活和抑癌基因的失活为基础的。

二、临床表现

早期胃癌多无明显症状,仅有非特异性的消化不良症状。进展期胃癌症状明显增多。

1.上腹疼痛

上腹疼痛表现为上腹部不适、胀满,缺乏规律性的疼痛,疼痛时重时轻,至中晚期则疼痛剧烈,且可呈持续性。

2.消瘦

消瘦因食欲不振,进食少,患者逐渐消瘦,体重下降,常伴浮肿,晚期可呈恶液质表现。

3.恶心呕吐

恶心呕吐若发生幽门梗阻,则呕吐较频繁,呕吐物为酸酵宿食。如为皮革样胃,则呕吐可为早期症状,且呈顽固性呕吐,系胃蠕动功能消失所致。

4.上消化道出血

上消化道出血多数患者以便血为主而无呕血,少数出现呕血,但呕血量通常不大,呈咖啡渣样。

5.腹胀、排便习惯改变

患者腹胀,少数出现便秘或腹泻。

6.发热

部分患者可有发热症状。

7.癌肿转移的症状

贲门癌累及食管下端可出现吞咽困难,胃癌若发生肺部转移:可出现相应的症状如咳嗽、咯血;若发生肝内转移,则可有肝区疼痛、肝脏肿大等表现。少数病例可以转移癌的症状为主要表现,而胃癌本身的症状不明显。

8.体征

早期体检可无异常,上腹部可有深压痛,部分患者体检时可扪及上腹部肿块和左锁骨上淋巴结肿大。

三、入院检查

1.三大常规检查

三大常规检查血常规可有不同程度的贫血,血沉增快,大便潜血试验多呈持续阳性。

2.胃液分析

胃液分析胃液多呈咖啡样,胃酸分泌减少,半数患者胃液中缺酸或无酸,五肽胃泌素刺激后酸的分泌仍低下。

3.免疫学检查

免疫学检查癌胚抗原 CEA、糖抗原 CA19-9 等可呈阳性。

4.内镜检查

内镜检查胃镜肉眼观及直视下病变部位活组织检查,是目前诊断胃癌最可靠的方法,可确定胃癌的大体形态与组织学类型。早期胃癌可分为隆起型、表浅型、凹陷型三型;进展期胃癌可分为息肉样癌、非浸润溃疡型、浸润溃疡型、弥漫浸润型四种。近年来,超声胃镜检查还可明确胃癌侵入的深度,并可了解其周围淋巴结转移情况,对制定手术方案很有帮助。

5.X 线钡餐检查

X 线钡餐检查气钡双重对比、压迫法、低张造影对胃癌的诊断有较大价值。可见以下征象：

(1)充盈缺损(息肉型胃癌)。

(2)腔内巨大龛影(溃疡型胃癌)，可见半月征与环堤征。

(3)黏膜皱襞不规则、变形、中断或消失。

(4)胃壁局部僵硬、蠕动消失。

(5)胃腔变形、狭窄，胃壁僵硬，蠕动消失，钡剂排空受阻(皮革样胃)。

四、诊断与鉴别诊断

(一)诊断标准

对于 40 岁以上，出现中上腹疼痛不适伴有消瘦者，或胃溃疡经严格内科治疗无效的患者，应考虑胃癌的可能性。诊断主要依赖于胃镜结合活组织病理检查。

(二)鉴别诊断

1.慢性萎缩性胃炎

慢性萎缩性胃炎的临床表现与胃癌相似，少数慢性萎缩性胃炎如发生不典型增生则可演变成胃癌，通过胃镜及组织活检可资鉴别。

2.良性胃溃疡

良性胃溃疡一般呈圆形或椭圆形，直径多小于 2cm，鉴别的主要方法是 X 线钡剂和胃镜及活组织检查。

3.胃嗜酸性肉芽肿

胃嗜酸性肉芽肿常为无蒂息肉样肿块，分界清楚，可发生巨大溃疡。内镜下病变周围皱襞增厚，局部蠕动减弱，溃疡大，底部多有糜烂，质韧不脆；活检时出血较少，组织学无癌细胞而见大量嗜酸性细胞浸润，患者外周血嗜酸性细胞亦可有增多。

4.胃平滑肌瘤

胃平滑肌瘤常单发，呈半球形隆起，直径多＜2cm，少数可＞10cm，肿瘤表面光滑，边界清楚，质地韧，可滑动，表面可有糜烂、溃疡，可见良性肿瘤的特征性改变"桥形皱襞"，为一个或多个黏膜皱襞被牵引到肿瘤表面所致。活组织病理检查可做出组织学诊断。

五、诊疗原则

胃癌一旦诊断,应及时手术治疗。对于已有远处转移而不能手术者,可试用化学治疗或中药、免疫治疗。

六、治疗措施

1.手术治疗

手术治疗是目前治疗胃癌的主要方法。手术效果取决于胃癌的病期、癌肿侵袭深度和扩散范围。早期胃癌应行胃部分切除术,如有局部淋巴结转移,应同时加以清扫;对于进展期胃癌,应尽可能手术切除,有些须作扩大根治术;对某些有远处转移的晚期胃癌,做姑息性手术,以保证消化道畅通和经胃肠营养支持治疗。

2.内镜下治疗

(1)内镜治疗的适应证主要是早期胃癌,包括:

①黏膜癌或仅小范围侵入黏膜下层者。

②直径≤2cm 者。

③隆起型或凹陷型而无溃疡形成、无黏膜皱襞聚集者。

④高分化型者。

⑤对已不能手术治疗的进展期胃癌,为了缓解狭窄、出血等症状,可采用内镜下姑息治疗,如激光、微波、局部注射抗肿瘤药物及免疫增强剂等。对贲门部肿瘤造成梗阻者,可在内镜下放置支架,重建通道。

(2)内镜治疗早期胃癌的治疗方法。

①剥离活检法:先在癌灶底部注射生理盐水或 50%葡萄糖溶液,使病灶(包括凹陷的Ⅱc 型病灶)隆起,然后行电凝切除。

②内镜双套息肉样切除术:应用双管道内镜,首先用活检钳提起病灶,将圈套器套住病灶底部,然后作电凝切割,亦可使用双圈套阀套切。

③早期胃癌局部高渗盐水及肾上腺素注射下内镜根治术:应用高频电刀将预定切除病灶外周 0.5~1.0cm 处做点状切口,病灶黏膜下层内注射高渗盐水及肾上腺素(50%葡萄糖溶液 40ml+0.1mg 肾上腺素,或 3.7%盐水 40ml+0.1mg 肾上腺素),注射量约 30ml,高频电刀沿病灶周围原点状切开处作环周切开(切至黏膜下

层),应用抓钳提起整个病灶。

④其他方法:微波凝固治疗、Nd-YAG 激光、纯酒精注射等。由于早期胃癌可有局部淋巴结转移,故内镜治疗不如手术可靠。

3.化学治疗

化学治疗由于抗肿瘤药常刚以辅助手术治疗,故多在术前、术中及术后使用,以抑制癌细胞的扩散或杀伤残存的癌细胞,从而提高手术效果,改善预后,提高生存率。一般早期胃癌术后不用化疗,中晚期胃癌手术切除后必须给予化疗,化疗还用于晚期复发患者的姑息性治疗。化疗方法可采用单一药物化疗,但更多是采用联合药物化疗,有时化疗可与激素及放疗联用。各种化疗一般于术后 2～4 周开始,视患者一般情况及术后饮食恢复情况而定。

(1)常用的化疗药物:以下几种药物对胃癌有一定的疗效,其中 5-氟尿嘧啶可单独应用。

①5-氟尿嘧啶(5-FU):为常用治疗胃癌的药物,其作用机制是能抑制胸腺嘧啶核苷酸合成酶,从而抑制 DNA 的合成,单一应用有效率约为 20%。

②丝裂霉素 C(MMC):其作用机制与烷化剂相似,能与 DNA 交联并使之解聚,从而抑制 DNA 复制,但对造血系统的毒性较大。

③替加氟(FT-207):为 5-FU 衍生物,在体内经肝脏活化后,转变成 5-FU 而发挥作用。

④优福定(UFT):为 FT-207 与脲嘧啶的混合片剂,后者本身无抗癌作用,但在肿瘤组织中可阻碍 5-FU 的分解代谢,因此可提高 5-FU 在肿瘤中的浓度,而不增加其毒性,供口服。

⑤阿霉素(ADM)和亚硝脲类:均为周期非特异性药物,亚硝脲类主要有双氯乙亚硝脲(卡氮芥 BCNU)、氯乙环已亚脲(CCNU)、甲基氯乙环已亚脲(MeCCNU)等,其中以 MeCCNU 的疗效最佳,与 5-FU 相似。

⑥其他:如顺铂(DDP)、依托泊苷(VP-16)、羟喜树碱等对胃癌均有效。化疗过程中要注意对造血系统的抑制作用,必要时应停药。

(2)化疗方案:单一药物化疗对晚期胃癌的疗效不够确切,因此,近年来推荐的胃癌化疗方案均为两种以上的化疗药物,联合应用的有效率可大大提高。

4.一般治疗

适当增加营养,纠正贫血,对症治疗,解除疼痛,同时注意对并发症的治疗。对于早期胃癌患者,如有 H.py-lori 感染,术后还应行根除 H.pylori 治疗。不能手术或化疗、放疗的晚期胃癌患者,主要是对症支持治疗。

5.其他治疗

其他治疗包括放射治疗、免疫生物疗法、中药治疗等。免疫疗法可选用免疫增强剂如 BCG(卡介苗)、溶链菌制剂(OK-432)、香菇多糖等增强非特异免疫反应,有延长生存期的作用,有研究表明,过继性免疫治疗如用自体淋巴因子激活的杀伤细胞(LAK 细胞)回输,同时加用加大剂量的白细胞介素Ⅱ有一定的疗效。

第六节　上消化道出血

上消化道出血系屈氏韧带以上的消化道,包括食管、胃、十二指肠或胆胰等病变引起的出血;胃空肠吻合术后的空肠病变出血亦属此范围。上消化道出血特有的症状是呕血与黑便。呕血一般呈棕褐色或呈咖啡色,黑便多呈柏油状;但如出血量大,或血在胃内停留时间短,可解出暗红或较鲜红的血便。有呕血者多提示病变多在上消化道;有呕血者一般都有黑便,但个别的病人在呕血的早期可以无黑便也有不少上消化道出血的患者可无呕血,而仅仅表现黑便或暗红色血便,常提示出血部位可能在幽门以下,此时须与下消化道出血相鉴别。

一、病因及发病机制

引起上消化道出血的病因很多,现根据病变的性质将出血的病因分为 5 类。

1.炎症与溃疡性因素

(1)食管炎、食管糜烂或溃疡、反流性食管炎。

(2)急、慢性胃炎,尤其是急性糜烂出血性胃炎。急性胃黏膜疾病引起的出血占上消化道出血的 20% 左右。

(3)胃、十二指肠溃疡病,是引起出血的最常见的原因。尤其是十二指肠溃疡病,约占上消化道出血的 70%～80%。

(4)胃十二指肠术后(毕Ⅰ式、Ⅱ式手术)所致的吻合口炎或溃疡,残胃炎或残胃溃疡也是较多见的出血原因。

(5)强酸、强碱及酚类等化学物质引起的食管、胃与十二指肠的灼伤,必然会导致黏膜的糜烂与溃疡形成,最终发生出血。

(6)急性坏死出血性胰腺炎,当发生坏死出血后,血液可经主胰管进入十二指肠,也可因并发出血性十二指肠炎所致。

(7)其他炎症性病变尚有胃及十二指肠结核、克罗恩病(Crohn 病)、胃血吸虫病及胃嗜酸性肉芽肿。

2.机械性因素

(1)食管裂孔疝:当食管下端炎性水肿明显或已发生糜烂、溃疡时常可引起较大量出血。此外,如疝入胸腔部分胃发生嵌顿或梗阻时,则可引起大出血。

(2)食管下端黏膜损伤:也称 Mallory-Weiss 综合征。出血多因食管—胃连接部的黏膜撕裂所致。约占上消化道出血的 5% 左右。

(3)器械或异物损伤食管:如误服鱼刺或骨头而刺破食管黏膜等。

(4)胆道病变:如胆囊、胆管结石等均可导致胆管出血。

(5)胃扭转:可能因扭转而引起局部血管和黏膜缺血、损伤而致出血。

(6)食管、胃及十二指肠憩室:憩室出血多因憩室炎或糜烂所致。

(7)胃黏膜脱垂:脱垂的胃黏膜嵌顿可引起缺血、糜烂,甚至坏死而出血,但此种情况较少见。

3.血管性因素

(1)食管及胃底曲张静脉破裂出血:各种引起门静脉高压的疾病均可导致食管、胃底静脉曲张,如发生破裂则可导致大出血,约占上消化道出血的 8%～10%。常见的病因有,肝硬化、血色病、肝豆状核变性、结节病、布—卡综合征等。

(2)主动脉—食管、胃肠道瘘或动脉瘤破裂导致的大出血:如胸主动脉瘤破入食管,腹主动脉、肝动脉或脾动脉瘤破入胃、十二指肠等。

(3)遗传性毛细血管扩张症:系罕见的家族性先天性疾病。血管扩张可以发生于消化道的任何部位。

(4)Dieulafy 病:其出血特点常呈喷射状或呈搏动性出血。本病多见于中、老年患者。

(5)胃动脉硬化:多见于老年人,常伴有全身性的动脉硬化,发生时多有一定的诱因。若出血系胃黏膜或黏膜下的微小硬化动脉破裂所致,出血的表现形式与Dieulafy 病相似。

4.肿瘤性因素

良性肿瘤及恶性肿瘤均可引起上消化道出血。其中恶性肿瘤中的食管癌、胃癌是常见原因,约占上消化道出血的 10%～20%,其他原因均较少见。

5.全身性疾病

(1)血液系统疾病:各种凝血机制发生障碍的疾病均可引起上消化道出血,如白血病、血友病、再生障碍性贫血等。

（2）心脏疾病：发生右心衰竭时可引起体循环淤血，若淤血时间过长可以引起胃、十二指肠黏膜缺血、缺氧，甚至发生糜烂、出血。

（3）重度肺气肿及肺源性心脏病：因高碳酸血症和长期慢性缺氧而引起胃黏膜屏障功能减退，最终导致胃黏膜糜烂、出血。

（4）急性传染病：人流行性出血热、钩端螺旋体病及重症肝炎等可引起上消化道出血。

（5）其他：如尿毒症、败血症等均可引起上消化道出血。

二、临床表现

1.呕血与黑粪是上消化道出血的特征性表现

呕血与黑粪是上消化道出血的特征性表现若出血量达 5ml 上，粪便隐血试验即可呈阳性；每日出血量超过 50～70ml 时即可见柏油样便；若胃内积血量超过 350～400ml 时，即可见呕血。如出血量大或血液在胃内停留时间较短，则呕出的血色可呈暗红甚至鲜红，同理，出血量大或血液在肠道内停留时间较短，则可排出暗红色血液，或看似黑便，但用水稀释后，可见到暗红色的血液混在其中；若血液在胃内停留的时间较长，血液中的血红蛋白经胃酸的作用而形成正铁血红蛋白，故呕出物色泽呈咖啡色或棕褐色，当血液在肠道内停留的时间较长，则血红蛋白与硫化物结合而形成硫化亚铁，所以粪便成黑色。一般而言，呕血和（或）黑便次数多，每次的量亦多，则提示患者出血量大。

2.失血性周围循环衰竭

失血性周围循环衰竭上消化道出血所表现的急性周围循环衰竭，其程度轻重随出血量的大小和失血速度快慢而异。若患者在短时间内出血量超过 1000ml，患者可出现较严重的周围循环衰竭症状，除头晕、乏力、心悸外，常伴有冷汗、四肢厥冷、脉搏细弱、心跳加速、心音低钝、呼吸气促、血压下降等失血性休克症状。部分患者可有烦躁不安的表现，系脑缺氧的表现。尿量减少或尿闭者应警惕发生急性肾功能衰竭。

3.发热

发热多数病人可出现低热，但一般不超过 38.5℃，可持续 3～5 天。但发热机制尚不清楚。

4.氮质血症

上消化道出血后,常可引起血中尿素氮升高,称为肠源性氮质血症。一般在出血后数小时血尿素氮即可升高,24~48小时可达高峰,3~4日后才降到正常。肠源性氮质血症主要是由于大量血液进入肠道,蛋白质消化产物被吸收引起,同时出血导致的周围循环衰竭而使肾血流量与肾小球滤过率下降,影响肾脏的排泄功能,是尿素氮升高的另一个因素。因此,排除了肾性尿素氮升高的因素之后,监测尿素氮的变化是判断出血是否停止的一项有用指标。

5.血象

在出血的早期,患者的血红蛋白、红细胞计数及红细胞压积等几乎没有变化,因此,血象变化不能作为早期诊断和病情监测的指标。出血后3~4小时,组织液渗入血管内,使血液稀释。出现贫血。贫血的程度除和出血量有关外,尚和出血前有无贫血基础、出血后体液平衡状况有关。大出血后2~5小时,白细胞计数可以达到1万~2万,血止后2~3天才恢复正常。但肝硬化门静脉高压患者出血后白细胞计数可不增高,其原因为患者常存在脾功能亢进。

三、入院检查

1.血常规

出血早期几乎与发病前无变化,3~5小时后,可有贫血表现,白细胞数也可升高。若为血液系统疾病引起的上消化道出血,可有血液成分的特殊变化。

2.X线钡餐检查

一般而言,在大出血时不宜进行X线钡餐检查,因有可能加重出血或再出血,故多主张钡餐检查在出血停止、病情稍稳定后进行,但此时钡餐检查的阳性率明显降低。钡餐检查目前已多为胃镜所取代,但钡餐检查对于食管静脉曲张、消化性溃疡等病变仍有重要的诊断价值。

3.胃镜检查

胃镜检查为诊断上消化道出血的重要方法之一。而且可以在出血后24~48小时内进行急诊胃镜检查,以确定食管、胃或十二指肠有无出血性病变,阳性率可达95%左右,如发现病变后再行活组织病理学检查,则可确定病变的性质;如果在出血后进行胃镜检查,则其阳性率仅能达到40%~50%。

4.B超检查

B超检查可发现肝硬化、门脉高压的特征性变化,有利于明确肝硬化引起的上消化道出血病因。

5.选择性血管造影

选择性血管造影多主张在出血的情况下立即进行造影检查,不仅可发现出血的部位或病变的性质而且可发现血管畸形。若造影剂从某破裂的血管处溢出,则该处即为出血部位。

四、诊断与鉴别诊断

(一)诊断标准

根据患者的病史、典型的症状和体征,部分患者可以做出初步的诊断,而确诊常依赖有关实验室检查和特殊检查。

(二)鉴别诊断

引起上消化道出血的病因很多,以下仅就常见的疾病进行简要的鉴别。

1.胃与十二指肠溃疡病

胃与十二指肠溃疡病是引起上消化道出血最常见的原因。胃溃疡约占上消化道出血的10%～15%,十二指肠溃疡约占上消化道出血的25%～30%。既往有溃疡病史,以冬春季好发。疼痛多位于上腹部,呈隐痛或烧灼样痛。疼痛有一定的节律性。X线钡餐检查若发现龛影则对诊断有重要帮助。胃镜检查结合活检可确立诊断。

2.急性胃黏膜病变

急性胃黏膜病变是引起上消化道出血的重要原因之一,约占上消化道出血的20%左右。常在某些诱因下发生,常见诱因有:服用非甾体类抗炎药、肾上腺糖皮质激素等;酗酒后;严重的烧伤或脑血管疾病应激后。在出血后24～48小时内作急诊胃镜检查,如发现胃、十二指肠黏膜弥漫性充血、水肿、糜烂出血时可确诊,

3.肝硬化

肝硬化是引起上消化道出血的重要原因之一,约占上消化道出血的8%～10%左右。常有病毒性肝炎、长期饮酒史或慢性血吸虫病史。可有肝硬化的典型表现,多数情况下腹水呈漏出液,上消化道钡餐检查可发现食管下端与胃底静脉曲张,常同时伴有肝功能的异常。

4.胃癌

.胃癌是引起上消化道出血常见的原因,约占上消化道出血的1%～3%,多见

于 40 岁以上的男性患者,但近年逐渐年轻化。早期无特异的症状和体征,随病情的发展逐渐出现消瘦、贫血、持续性上腹疼痛等。少数患者可扪到质硬、表面不光滑、不易移动的包块。胃癌患者以少量出血多见,粪隐血试验可持续阳性,而表现为大出血者较少见。晚期患者可在左锁骨下扪及肿大及较固定的淋巴结。X 线钡餐检查可发现癌肿的大小、形态、癌肿周围的黏膜情况等,其阳性率可达 8% ~ 95%。胃镜检查可在直视下观察胃癌的大小、形态、部位及浸润等情况,而且可行病理活组织学检查,其确诊率可达 95%以上。

五、治疗原则

对于上消化道出血的病人,应在分析病因的同时积极进行对症治疗,其治疗原则主要有:

(1)一般治疗。

(2)积极补充血容量。

(3)积极的止血措施。

(4)原发病治疗。

六、治疗措施

1.一般治疗

出血量较小时通过减少活动量即可达到止血的目的,但遇到上消化道大量出血时,则应卧床休息,保持安静。血压低者应去枕平卧,下肢抬高;保持呼吸道通畅,必要时可吸氧;呕血者应避免血液误吸入气管而发生窒息;严密监测脉搏、心率、血压、呼吸及神志等生命体征的变化;休克者应观察尿量的变化。

2.积极补充血容量

立即输血,而且尽量用大号针头进行静脉输液,或经深静脉插管输液。首先可输入低分子右旋糖苷或血浆代用品,以及与体液等渗的盐水和葡萄糖溶液;对于已经出现休克表现者,在征得病人家属同意的前提下,应积极输注全血,以补充血容量,最好保持血红蛋白不低于 90~100g/L;肝硬化病人最好输注鲜血,以防诱发肝性脑病。

3.止血措施

(1)止血药物的应用。

①抑制胃酸分泌的药物:主要有 H_2 受体拮抗剂和质子泵抑制剂,前者有西咪替丁、雷尼替丁、法莫替丁及尼扎替丁等,后者有奥美拉唑、兰索拉唑、泮托拉唑、埃索美拉唑及雷贝拉唑等。治疗大出血时一般采用静脉给药;由消化性溃疡、急性胃黏膜病变所致的出血,应用适当的抑酸剂后常可获得满意效果。

②生长抑素:可减少内脏血流量的 $30\%\sim40\%$,对上消化道出血的止血效果较好。常用的有两种即 14 肽的天然生长抑素(施他宁)及 8 肽的生长抑素类似物奥曲肽(商品名:善宁)。

③血管加压素:主要用于食管静脉曲张破裂出血的治疗。常用的制剂是垂体后叶素,主要通过对内脏血管的收缩作用减少门静脉的血流量,从而降低门静脉压力,但可引起血压升高、心律失常、心绞痛甚至发生心肌梗死等,故对年龄较大的患者多主张同时服用硝酸甘油治疗。近年来,又有新型的加压素用于临床(商品名:可立新或称特利加压素),其疗效较肯定而且副作用也较少。

④其他止血药:如立止血、止血敏、止血芳酸等。也可口服凝血酶、专用肾上腺素溶液进行止血。

(2)三腔二囊管压迫止血:常用于食管胃底静脉曲张破裂出血,本法效果虽好,但病人不易耐受,目前已不作为常规治疗手段。

(3)内窥镜下直视止血:如常规方法不能止血,则可采用内窥镜下直视止血。

①在内窥镜直视下采用高频电灼、热探头、微波或激光等方法治疗。

②可将止血药物直接喷洒在溃疡出血部位。

③将 1:10000 肾上腺素、高渗盐水、无水酒精及硬化剂等注射到溃疡出血部位或四周。

④将组织胶直接涂布于出血部位。对于出血已基本停止的食管静脉曲张破裂者,可在内镜下行曲张静脉套扎术或于曲张静脉处注射硬化剂,或两者同时使用。

(4)介入放射治疗:少数门静脉高压、食管静脉曲张破裂出血者,在经其他方法初步止血后,可采用经颈静脉肝内门体静脉分流术(TIPS),为肝移植创造条件。但该分流术易诱发肝性脑病,因此,目前多数认为,如患者不能进行肝移植,则不宜进行 TIPS。此外也采用胃冠状静脉栓塞术治疗食管静脉曲张。

(5)手术治疗:当经上述方法治疗无效后,可考虑行外科手术治疗。

第三章　肠道疾病

第一节　慢性腹泻

一、概述

腹泻是指大便水分及次数增加,即当大便次数超过每日 3 次,便量＞每日200g,水分超过大便总量的 85％,并且可含有异常成分,如未经消化的食物、黏液、脓血及脱落的肠黏膜时,称为腹泻。

根据病程将腹泻可分为急性腹泻和慢性腹泻两种,慢性腹泻指病程在两个月以上或间歇期在 2～4 周内的复发性腹泻。

二、诊断

(一)症状与体征

腹泻常可伴有大便紧迫感及腹部、肛周不适等症状。通过腹泻症状分析,可以推测病变部位。直肠或乙状结肠处疾病表现为便意频繁,里急后重感明显,但排便量少,多为下腹或左下腹持续性疼痛,便后可缓解。若病变在小肠处,则无里急后重感,腹泻、便秘交替出现,排便量大,常为脐周或局限右下腹痛,呈间歇性发作的绞痛,肠鸣音亢进。

(二)检查

1.实验室检查

(1)大便检验:稀薄水样,色淡,提示小肠性腹泻;糊状、色深,有脓血无恶臭,多为直肠、乙状结肠性腹泻;淘米水样见于霍乱;血水样见于副溶血弧菌感染;蛋花样见于小儿腹泻;蛋清样见于白色念珠菌性肠道感染;泡沫油光样见于脂肪消化吸收不良;果酱样多见于阿米巴肠病;大便含脓血提示结肠有溃疡;大量黏液,呈肠管型多见于肠道易激惹综合征。镜检与培养可检出致病菌。

(2)其他:如怀疑胃源性腹泻可进行胃液分析;如考虑胃肠运动过速所致,可做胭脂红试验;如系小肠吸收功能障碍可做大便脂肪滴苏丹染色检查;如怀疑甲亢引起可测定基础代谢率。

2.内窥镜检查

内窥镜检查活检可直接观察肠道病变,取活检后可协助确诊。

3.X 线检查

胃肠钡餐可观察整个消化道的运动功能与器质性病变。钡剂灌肠则用于回盲部及结肠病变的诊断。

(三)诊断要点

腹泻的原发疾病或病因诊断主要需从病史、症状、体征、常规化验,特别是大便检验中获得依据。如诊断仍不清楚,可进一步做 X 线钡剂检查和(或)直、结肠镜检查。如仍无明确诊断,则需根据不同情况选用超声、CT、逆行胰胆管造影(ERCP)等影像诊断方法以检查胆、胰疾病,或进行小肠吸收功能试验、呼气试验,小肠黏膜活检可发现有无小肠吸收不良。高度怀疑肠结核、肠阿米巴病等疾病时,可在密切随访下进行诊断性治疗。

三、治疗

1.病因治疗

针对不同类型腹泻采取相应治疗。

2.对症治疗

尽量避免选择成瘾性药物,且应在明确病因后应用。止泻药:活性炭、氢氧化铝凝胶、可待因等。

3.解痉止痛药

阿托品、山莨菪碱。

四、病情观察

治疗后观察腹泻情况,大便次数与性状有无好转。观察脱水情况,记录患者液体出入量,观察患者意识状态,有无口渴、皮肤及黏膜干燥,有无眼窝及前囟凹陷、尿量减少,呕吐次数及量等,比较治疗前后脱水的变化。

五、病历记录

在病史中注意记录有无不洁饮食史,腹泻时间、次数、尿量、大便检查、曾用过的治疗药物,体检中要有精神状况、脱水体征如皮肤弹性的记录。在病程记录中记载病原学诊断依据与治疗药物的选择依据。出院小结中记录诊断依据、治疗方案与近期疗效观察。记录出院后在饮食上的注意事项与出院医嘱。

六、注意事项

1.医患沟通

确诊本病者,应告知患者本病的临床特点、诊断方法、治疗原则,以便患者能理解、配合。告知本病的发作诱因及过程,注意随访观察;如确诊本病,则应将有关本病的预防知识告知患者及家属,以求避免发作。

2.经验指导

(1)关于急性腹泻,应彻底治疗,以防转为慢性。饮食避免过于寒凉,以防伤脾肾阳气,使病迁延不愈。

(2)饮食应有节制,忌食肥甘厚味,过于油腻饮食往往使腹泻加重。忌生冷瓜果。

(3)注意保暖,慎起居,护腰腹,避免受寒。养成良好卫生习惯,不食不洁食物。

第二节　急性出血坏死性肠炎

一、概述

急性出血坏死性肠炎是一种急性、暴发性疾病,病变以小肠肠壁出血坏死为特征,有时可累及结肠。以急性呕吐、腹胀、腹泻、便血、发热为主要临床表现,严重者可有休克、肠麻痹等中毒症状和肠穿孔等并发症。本病多见于夏秋季节,儿童和青少年较成人更多见,病因尚未完全清楚,目前认为是多个因素共同作用的结果,主要是由 C 型产气荚膜梭状菌所产生的 B 毒素引起,此外还与营养不良、饮食习惯突然改变、肠道缺血等因素有关。急性出血坏死性肠炎病变主要分布在空肠或回肠,也可累及十二指肠和结肠,以空肠下段为重。

二、诊断

(一)症状

1.腹痛

腹痛常为最早出现的症状,多于脐周或上腹部,呈持续性疼痛,阵发性加重,严重者有腹膜刺激征。

2.腹泻、便血

腹泻、便血出现腹痛后不久即有腹泻,次数不定,初为黄色稀便,既而为暗红色血便,重者为带腥臭味的血水样便,因病变在小肠,故无里急后重。血便是本病特征之一,失血量从数十毫升到数百毫升不等,中毒症状重,发生麻痹性肠梗阻时,便次减少,甚至无腹泻,但肛门指检时可发现血便。

3.恶心、呕吐

恶心、呕吐早期即可发生,与进食无关,但进食后加重,呕吐物多为胃内容物,甚至可有胆汁。严重时见出血,呕吐物为咖啡色,吐鲜血者罕见。

4.发热

恶心、呕吐多数患者起病后即有发热,一般为低及中等热度,重症者可出现高烧,伴乏力、全身不适,发热多于 4～7 日渐退,持续 2 周以上者少见。

5.全身中毒症状

大量毒素吸收入血及失水、失血,患者可发生休克,面色苍白、口唇青紫、明显腹胀、高热抽搐等。

(二)体征

(1)多有发热,发热一般在 38℃～39℃,少数可达 41℃～42℃。

(2)有腹部压痛,有腹肌紧张、反跳痛,提示有腹膜炎。

(3)患者腹胀、肠蠕动亢进,有时见有肠型;病情重者腹胀、肠鸣音减弱或消失;有时腹部叩诊移动性浊音阳性。

(4)病情严重时,患者血压下降、脉搏增快、尿量减少等。

（三）检查

1.实验室检查

(1)血常规：白细胞计数增高，分类以中性粒细胞增高为主，伴有核左移和中毒性颗粒。血小板常减少。出血明显时可有贫血。

(2)粪便检查：肠出血时为肉眼血便，镜检可见大量红细胞和少量白细胞。尚未大量便血时，粪便隐血试验多数已呈阳性。粪便培养常阳性，除可培养出 C 型产气荚膜梭菌外，还可能为大肠杆菌、克雷伯杆菌等。

(3)血生化：常有各种电解质紊乱，病情严重时可有肾功能和肝功能异常。

(4)血培养：常阳性，多为革兰阴性杆菌。

(5)动脉血气检查：常有低氧及酸中毒。

2.腹部 X 线平片

对诊断有重要价值，多次摄片可观察到动态变化。早期变化主要为轻到中度胃肠道积气，随病情进展可能见到肠管扩张伴气液平面；肠壁增厚，内见积气影，呈小泡、串珠或条状透亮区；门静脉积气；腹腔积气或积液影。

3.钡剂造影

钡餐和钡灌肠有加重出血和诱发肠穿孔的危险，急性期尽可能避免应用。急性期过后行钡剂造影可见肠黏膜粗糙，肠管扩张，动力减弱，肠间隙增宽。

4.B 超检查

B 超检查可发现门脉内有气体，腹腔穿刺液淀粉酶浓度升高。

（四）诊断要点

(1)突然出现的持续性腹痛、阵发性加剧，伴有腹泻、便血，特别是有大量腥臭便。

(2)不明原因的严重中毒症状（发热、血压下降、四肢湿冷），尤其是发生在夏秋季者，应高度疑及本病；血白细胞计数增高，以中性粒细胞增高为主，粪便中有大量红细胞，脓细胞少见，粪潜血试验强阳性。

(3)粪便培养发现有大肠杆菌、克雷伯菌、梭形芽孢杆菌、产气荚膜杆菌等生长，可确诊本病病因。

(4)X 线腹部平片可见小肠充气膨胀或有液平面、肠壁囊样积气和门静脉积气等特征性改变。

（五）鉴别诊断

本病应与中毒性菌痢、克罗恩病、绞窄性肠梗阻、阿米巴肠病、肠套叠、过敏性紫癜等相鉴别。

1.绞窄性肠梗阻

绞窄性肠梗阻初期肠鸣音高调亢进，后期肠鸣音减弱或消化，局限性腹部压痛、反跳痛，腹部触及包块，腹腔穿刺发现血性腹水，手术探查证实有肠坏疽。

2.中毒性菌痢

中毒性菌痢发病更为急骤，常于起病后数小时至10余小时出现中毒症状，如高热、抽搐、中毒性休克、呼吸衰竭等，有时伴有左下腹痛和里急后重感，大便培养常有痢疾杆菌生长。

3.细菌性食物中毒

细菌性食物中毒常有进食污染食物史，一般有数人同时发病，患者无血便症状，疾病有自限性；呕吐物或可疑食物细菌培养发现有沙门菌、葡萄球菌、肉毒杆菌等。

4.暴发型溃疡性结肠炎

暴发型溃疡性结肠炎可能有溃疡性结肠炎的病史，解脓血便或血便、痉挛性腹痛、高热，X线腹部平片示结肠黏膜不规则且结肠扩张。

5.缺血性结肠炎

缺血性结肠炎持续性或突发性腹痛，伴便血，可有高血压、心力衰竭、心肌梗死等病史，X线钡剂灌肠检查发现"指压迹征"，结肠镜见到节段性分布的黏膜淤斑、出血等改变。但本病多发生于夏秋季，有大量的腥臭便，粪便培养可发现有致病菌，据此可予鉴别。

三、治疗

治疗原则为以非手术治疗为主，主要是积极加强全身支持治疗，纠正水和电解质紊乱，控制感染和防止中毒性休克。必要时手术治疗。

（一）一般治疗

腹痛、便血和发热期应完全卧床休息和禁食，禁食时间视病情而定，一般轻症7～10日，重症14～21日，腹胀、腹痛明显减轻后方可进流食，以后逐渐加量。腹胀者可给予胃肠减压。绝对禁食是治疗的基础，过早进食易导致疾病反复或加重，过迟恢复饮食又可能影响营养状况，延迟康复。

（二）用药常规

（1）高热者可给予物理降温，如冰袋、冰帽，乙醇或温水擦浴和退热药，如安痛定 2～3ml 肌内注射；吲哚美辛栓入直肠；必要时可用肾上腺皮质激素。

①吲哚美辛栓：入直肠，每次 50mg，每日 1～2 次，体弱患者、老年人适当减量。本药为非类固醇消炎药，作用机制为抑制环氧酶而减少前列腺素的合成，还作用于下丘脑体温调节中枢，引起外周血管扩张及出汗，使散热增加，直肠给药较口服更易吸收，本药 60% 从肾脏排泄，其中 10%～20% 以原形排出，33% 从胆汁排泄，其中 1.5% 为原形药，也可经乳汁排泄，本药不能被透析清除。过敏性鼻炎、支气管哮喘、活动性溃疡病、溃疡性结肠炎等患者禁用。

②肾上腺皮质激素：如泼尼松主要用于过敏性与自身免疫性炎症性疾病，本药需在肝内转化为泼尼松龙后才有药理活性，生物半衰期为 60 分钟。严重精神病、癫痫患者、活动性胃、十二指肠溃疡患者、严重糖尿病患者、严重高血压患者、未控制的病毒、细菌、真菌感染患者禁用；口服给药一般每次 5～10mg。

(2)烦躁者适当给予镇静剂地西泮治疗，本药具有良好的抗焦虑、镇静、催眠、抗惊厥和肌肉松弛作用。本药不良反应少，常见为嗜睡、乏力、肌张力低、易摔倒等现象。静脉注射开始用 10mg，必要时 2～4 小时可重复 1 次，24 小时总量不超过 50mg。

(3)出血者可用酚磺乙胺(止血敏)，本药可降低毛细血管通透性，使血管收缩，出血时间缩短；还可增强血小板的聚集性和黏附性，促进血小板释放凝血活性物质，缩短凝血时间；有血栓形成史者慎用。肌内注射每次 0.25～0.5g，每日总量 0.5～1.5g；静脉滴注每次 2～4g，每日 1～2 次，用 5% 葡萄糖 250～500ml 稀释后滴注，每分钟不超过 5mg。巴曲酶，本药为高纯度蛇毒止血制剂，其含有两种有效成分，类凝血酶和类凝血激酶，均选择性地在出血部位起作用，在出血部位类凝血酶与人体凝血酶作用相似，类凝血激酶使出血部位的凝血酶生成，从而促进凝血而止血。本药作用迅速，静注后 5～10 分钟止血，作用持续可达 24 小时，肌内注射或皮下注射于 20～30 分钟止血，作用持续可达 48～72 小时。1～2U，静脉注射、肌内注射、皮下注射均可。若出血严重，则于肌内注射或皮下注射的同时，再静注 1U，用药次数视病情而定，每日总量不超过 8U，一般用药不超过 3 日。

(4)腹痛严重者可酌情选用解痉药，如阿托品 0.5～1.0mg 或山莨菪碱 10mg 肌内注射。

(5)纠正水电解质紊乱，应补充足够的热量、水、电解质和维生素。禁食期间成人每日补液 2500～3000ml，儿童 80～100ml/kg，其中 5%～10% 葡萄糖液占 2/3～3/4，生理盐水占 1/3～1/4，并加适量氯化钾；必要时可加输氨基酸、脂肪乳。便血量大者应输全血。重症患者应给予全胃肠外营养(TPN)。

(6)抗生素选择针对肠道杆菌感染的药物,如庆大霉素、卡那霉素、丁胺卡那霉素及头孢菌素,或根据细菌培养结果选择相应抗生素,如培养出梭状芽孢杆菌可给予万古霉素,厌氧菌可选择甲硝唑等。疗程 7～14 日。

①庆大霉素:为广谱抗生素,对多种革兰阴性杆菌,如大肠杆菌、痢疾杆菌、变形杆菌、肺炎杆菌、沙门菌属及铜绿假单胞菌均有良好的抗菌作用。多数厌氧菌对本药耐药。对金葡菌作用较强,对链球菌属的抗菌作用弱。常见不良反应为耳毒性,主要是对前庭的影响,产生头昏、眩晕、耳鸣、麻木和共济失调;对听力损害较小;有轻微的肾毒性和皮疹。肌内注射或静脉滴注,成人每次 80mg,每日 2～3 次;口服,成人每次 80～160mg,每日 3～4 次,或用缓释片每次 80mg,每日 2 次。

②丁胺卡那霉素:系卡那霉素的半合成衍生物,革兰阴性杆菌对本药有很高的敏感性;链球菌属对本药不敏感,厌氧菌对本药耐药。本药可产生耳毒性,主要对耳蜗的毒性,影响听力,对前庭影响较小。肾毒性低于卡那霉素。腹腔或大剂量用药可能引起神经肌肉阻滞作用。个别患者可有一过性转氨酶升高、胃肠道反应。0.5g 加入 0.9%氯化钠注射液、5%葡萄糖注射液 150～200ml,在 30～60 分钟内缓慢滴入。

(7)抗休克应迅速扩容,保持有效循环血量,改善微循环;除补充晶体溶液外,应适当输血浆、新鲜全血或人血白蛋白等胶体液。血压不升者,适当应用血管活性药物,如 α 受体阻滞剂、β 受体兴奋剂。肾上腺皮质激素可减轻中毒症状,抑制过敏反应,对纠正休克也有帮助,但有加重肠出血和促发肠穿孔危险。一般应用不超过 3～5 日;儿童用氢化可的松每日 4～8mg/kg 或地塞米松每日 1～2.5mg;成人用氢化可的松每日 200～300mg 或地塞米松每日 5～10mg,静脉滴入。

(8)抗血清治疗:目前认为急性出血坏死性肠炎主要是由 C 型产气荚膜梭状菌所产生的 B 毒素引起,用 Welchii 杆菌抗毒血清 42000～85000U 静脉注射,可获得较好疗效。

(三)手术治疗

有以下情况时,应予以手术治疗:①有肠穿孔;②绞窄性肠梗阻或腹膜炎体征明显;③腹腔穿刺有脓性或血性渗液;④大量肠出血、内科治疗无效;⑤中毒症状较严重但尚能耐受手术;⑥诊断不明确而怀疑有外科急腹症(如肠套叠、绞窄性肠梗阻)者。

四、病情观察

(1)诊断明确者,应根据患者的症状、体征立即行便常规、血常规等检查,初步确立诊断并予以上述的相应治疗;治疗过程中,应严密观察病情变化,尤其是注意有无休克等严重征象出现;如治疗效果欠佳,应及时调整治疗药物。如有上述的外科手术指征,应及时与外科联系,给予手术治疗。

(2)诊断不明确者,经治医师应仔细询问病史,进行详尽的体格检查。

第三节 缺血性肠病

缺血性肠病是 20 世纪 60 年代提出的一组具有一定临床病理特点的独立性疾病,该病为肠壁血液灌注不良引起的肠壁缺血性病变,可累及整个消化道,主要累及结肠。可分为急性肠系膜缺血、慢性肠系膜缺血及缺血性结肠炎。病因多为血管病变,肠系膜上动脉、肠系膜下动脉血管病变是引起肠道缺血的主要病理基础。血管病变是否引起肠病变、病变的严重程度及进展状况或结局等,与缺血持续时间、范围、缺血程度、受损血管及侧支循环、肠内压、肠功能、肠对缺血缺氧的耐受性以及肠内过度生长细菌的毒力等有关。另外,全身性血管病变累及腹腔血管时,如结节性多动脉炎、系统性红斑狼疮等多种免疫系统疾病,也可以使肠管血液供应不良而出现缺血性改变。非血管病变,与肠壁血流急剧减少有关,如心力衰竭、休克、大出血、败血症、严重脱水等。真性红细胞增多症、血小板增多症、肿瘤等疾病使血液呈高凝状态,导致血流缓慢,血栓形成堵塞肠道血管可诱发该病的发生。肠腔压力增高也是重要的发病因素之一,老年人便秘,使肠腔压力增加,可导致肠壁血供减少,最终导致肠壁局限性缺血。

一、诊断标准

本病目前尚无统一的诊断标准。诊断依赖于综合发病病因、临床表现及辅助检查。

1.临床表现

慢性缺血性肠病主要表现为腹痛、间断便血、肠排空障碍(表现为腹胀、排便次数减少）。

急性缺血性肠病分为两个阶段，一是肠激惹的表现，主要是腹痛、腹泻、血便；另一个是出现肠坏死及腹膜炎表现，如腹部反跳痛、肌紧张等。

目前认为，剧烈急性腹痛、器质性心脏病和强烈消化道排空症状是急性缺血性肠病的三联征。

2.辅助检查

（1）腹部X线检查：是AMI最基本的检查。最典型征象是"指压痕"征，为增厚的肠壁黏膜下水肿所致。部分患者因肠痉挛致肠腔内气体减少，亦有部分患者因肠梗阻范围较广致肠腔内充满气体。钡灌肠检查可见受累肠段痉挛、激惹；病变发展后期，可由于黏膜下水肿、皱襞增厚等原因致使肠管僵硬似栅栏样；同时肠腔内钡剂充盈形成扇形边缘。溃疡形成后，可见黏膜粗糙，呈齿状缺损。钡剂检查可能加重肠缺血甚至引起肠穿孔，腹膜刺激征阳性患者禁忌钡剂检查。

（2）超声检查：为无创性影像学检查，操作简便、迅速而有效。B型超声能显示腹腔动脉、肠系膜上动脉、肠系膜下动脉和肠系膜上静脉的狭窄和闭塞；脉冲多普勒超声能测定血流速度，对血管狭窄有较高的诊断价值。超声检查其他征象有：肠壁增厚、腹水、膈下积气、门静脉—肠系膜静脉内积气。

（3）计算机体层摄影术（CT）检查：CT增强扫描和CT血管成像（CTA）可观察肠系膜动脉主干及其二级分支的解剖情况，但对观察三级以下分支不可靠。AMI直接征象为肠系膜上动脉不显影、腔内充盈缺损、平扫可为高密度（亚急性血栓）；间接征象有肠系膜上动脉钙化，肠腔扩张、积气、积液、门静脉—肠系膜静脉内积气、肠系膜水肿、肠壁增厚。肠壁积气、腹水等则提示肠管坏死。CMI直接征象为动脉狭窄、动脉不显影、腔内充盈缺损等；间接征象有血管壁钙化、侧支形成、肠腔扩张、肠系膜水肿、肠壁增厚。

（4）磁共振成像（MRI）：检查一般不作为急诊检查方法。MRI可显示肠系膜动、静脉主干及主要分支的解剖，但对判断狭窄程度有一定假阳性率。MRI对判断血栓的新旧、鉴别可逆性和不可逆性肠缺血有很高价值。

（5）肠镜检查：是缺血性结肠炎主要诊断方法。镜下分为3型。

①一过型、狭窄型和坏疽型。一过型表现为黏膜充血、水肿、增厚，黏膜下出血，血管纹理模糊，部分黏膜可见多发性浅溃疡，病变部位与正常黏膜界限清楚，节段性改变之间黏膜正常。

②狭窄型表现为黏膜充血水肿明显，伴糜烂、溃疡、出血，肠腔明显狭窄。

③坏疽型是缺血性结肠炎最严重缺血损伤,可引起透壁性梗死。病理组织学可见黏膜下层有大量纤维素血栓和含铁血黄素细胞,为此病特征。AMI如累及结肠,内镜改变与IC大致相同;CMI内镜检查无确切意义,但可排除其他疾病。

(6)选择性血管造影:是诊断的金标准,可以鉴别栓塞与血栓形成,并且是肠系膜动脉痉挛导致非闭塞性肠系膜缺血唯一的诊断方法,对非闭塞性肠系膜缺血的诊断有着显著的优势,诊断价值优于CTA。并可在诊断的同时直接进行血管内药物灌注治疗和介入治疗。

(7)同位素检查:用同位素锝99(^{99}Tc)和铟111(^{111}In)放射性核素标记血小板的单克隆抗体,注射人体后行γ照相,能显示急性肠系膜血管闭塞的缺血区,目前该技术已逐步用于临床,估计有较好的应用前景。

3.实验室检查

(1)外周血白细胞增高,常$>10\times10^9$/L。大便潜血常阳性。血清肌酸激酶(CK)、乳酸脱氢酶(LDH)、碱性磷酸酶(ALP)也可增高。但血清酶和生化指标的测定对AMI诊断缺乏特异性。

(2)D-二聚体是血栓及栓塞的重要指标,D-二聚体升高对本病的诊断有一定意义,但其升高程度与病情严重程度的关系仍需进一步研究。

二、治疗原则

(一)内科治疗

1.一般治疗原则

对怀疑肠系膜缺血的患者应立即禁食,必要时胃肠减压、静脉营养支持。应密切监测血压、脉搏、每小时尿量,必要时测中心静脉压或肺毛细血管楔压。积极治疗原发病。纠正水、电解质平衡紊乱。早期使用广谱抗生素预防菌血症。

2.药物治疗

(1)AMI的治疗

①初期处理:复苏,包括减轻急性充血性心力衰竭。纠正低血压、低血容量和心律失常。

②早期应用:广谱抗生素 AMI患者血培养阳性的比例高。应用抗生素以防肠缺血症状加重、诱发或加速肠管坏死;慎用肾上腺糖皮质激素,以免坏死毒素扩散,抗菌谱应覆盖需氧及厌氧菌,尤其抗革兰阴性菌抗生素,常用喹诺酮类和甲硝唑,

严重感染者可用三代头孢。

③应用血管扩张剂：AMI-经诊断应立即用罂粟碱 30mg 肌内注射，继以 30mg/h 的速率经泵静脉输注，每日 1～2 次。疗程 3～7 天，少数患者可用至 2 周。同时尽可能避免使用血管收缩剂、洋地黄类药物以防肠穿孔。

④抗栓治疗：急性期抗血小板治疗，可用阿司匹林 200～300mg/d 或氯吡格雷 150～300mg/d，应密切观察。防治出血；抗凝及溶栓治疗，主要适用于肠系膜静脉血栓形成，确诊后尽早使用尿激酶 50 万 U，静脉滴注，1 次/日，溶栓治疗；并给予肝素 20mg，静脉滴注，1 次/6 小时，抗凝治疗，疗程 2 周；抗凝治疗不能溶解已形成的血栓。但能抑制血栓蔓延。配合机体自身的纤溶系统溶解血栓。对于急性肠系膜动脉血栓，一旦诊断，对有适应证者应尽早进行介入治疗。

（2）CMI 的治疗。

①轻症患者，应重新调整饮食，少食多餐。避免进食过多或进食不易消化的食物。

②餐后腹痛症状明显的患者，亦可禁食。给予肠外营养。

③应用血管扩张剂，如丹参 30～60ml 加入 250～500ml 葡萄糖注射液中，静脉滴注，1～2 次/日，可减轻症状，或低分子右旋糖酐 500ml，静脉滴注 1 次/6～8 小时，促进侧支循环的形成。

（3）IC 的治疗。

①禁食。

②静脉营养。

③应用广谱抗生素。

④积极治疗心血管系统原发病。停用血管收缩药（肾上腺素、多巴胺等）。

⑤应用肛管排气缓解结肠扩张。

⑥应用血管扩张药物：如罂粟碱 30mg，肌内注射，1 次/8 小时，必要时可静脉滴注；前列地尔 10μg，静脉滴注，1 次/日；或丹参 30～60ml 加入 250～500ml 葡萄糖注射液，静脉滴注，1～2 次/日。疗程 3～7 天，少数患者需 2 周。

⑦持续进行血常规和血生化监测，直到病情稳定。

⑧若患者腹部触痛加重，出现肌紧张、反跳痛、体温升高及肠麻痹，表明有肠梗死。需立即行手术治疗。

（二）介入治疗

一旦确诊为非闭塞性肠缺血，无论有无腹膜炎体征，都可以经造影导管向动脉内灌注血管扩张剂。罂粟碱被证明是一种安全可靠的药物,在用药过程中,应反复进行血管造影来动态观察血管痉挛情况,如果注药后,血管痉挛缓解,腹痛逐渐减轻或消失,可以逐渐停止灌药,一般持续用药小于5日。如果灌药后病情无明显缓解,还出现腹膜炎的体征,则应急诊行剖腹探查术。对于慢性缺血性肠病的患者,在溶栓或取栓的同时,行血管成形术或支架置入术,有助于恢复动脉血流,降低复发的机会。这种治疗技术成功率高,并发症发生率很低,其安全性和开腹血管重建手术相比具有无可比拟的优势。

(三)手术治疗

患者在积极保守过程中出现以下情况应积极予剖腹探查。

(1)经过规范药物保守治疗病情仍继续进展。

(2)腹膜炎体征明显或出现肠管缺血坏死征象。

(3)持续严重便血,经其他治疗效果欠佳。

(4)体温、白细胞计数持续升高。

即使腹部症状体征不明显,也应考虑手术治疗。外科手术的关键是正确判断肠管的组织活力,坏死肠管切除术中应争取最大可能地恢复缺血肠管的血运,保留有生机的肠管,以免术后出现短肠综合征。但手术死亡率也极高,手术的效果与病情轻重、肠黏膜损害程度、切除肠段长短及手术方式有关。一般而言,AMI经及时治疗死亡率仍高达50%～80%,临床误诊直到出现肠道梗死,则死亡率高达90%。

随着人口老龄化、动脉硬化相关疾病发病率增加。缺血性肠病的患病率也有所增加,诊治的关键在于早期明确诊断、早期治疗。

第四节　溃疡性结肠炎

溃疡性结肠炎(UC)又称慢性非特异性溃疡性结肠炎,是一种原因不明的直肠和结肠黏膜的慢性炎症和溃疡性病变,目前一般认为本病的发生可能与免疫机制异常、遗传因素、感染和精神因素等有关。病变主要位于大肠黏膜和黏膜下层,呈连续非节段性分布,且以溃疡为主,多累及直肠和远端结肠,也可向近端扩展,甚至遍及整个结肠。

溃疡性结肠炎在欧美国家十分常见,患病率约(40～100)/10万,发病率达(3～10)/10万。临床表现有腹泻、黏液脓血便、腹痛和里急后重;部分患者有发热、贫血、体重减轻等全身表现;少数患者有关节炎、脊柱炎和结节性红斑等肠外表现。患者病情轻重不一,常呈慢性病程而反复发作。本病可发在任何年龄,多见于20～40岁,男女发病率无明显差异。在我国本病的发病率较欧美国家为低,但近年来有增加的趋势。

一、病因及发病机制

病因和发病机制尚不甚清楚,但研究的结果集中在感染、遗传和免疫反应异常三个方面。

1.感染因素

直接的感染因子并未发现。不少学者认为可能是一组或整个肠道菌群的改变,甚至肠道微生态改变使内源性细菌的某些产物,如脂多糖(LPS)、多糖苷肽复合物(PGPS)、甲基蛋氨酸寡肽(FMLP)刺激了肠黏膜炎性细胞,释放各种细胞因子、炎性介质而产生炎症。

2.遗传因素

本病发病有种族差异和家族聚集性。遗传标记物 ANCA 在 UC 检出率达80％左右,有人研究本病存在某些 HLA 基因改变,均说明疾病有遗传倾向。深入的遗传学研究对候选基因染色体系统发现某些区段与 UC 有关,根据疾病特有基因缺陷,有学者已开始用于该病的筛查,提示 UC 可能为多基因遗传病。

3.免疫反应异常

本病反复发作和炎性细胞浸润的特征,淋巴细胞的毒性作用和浆细胞产生抗体的增多等提示免疫反应异常。其肠外表现自身抗体存在代表某种自身免疫现象。

目前对细胞因子网络的研究发现 UC 时不少关键因子,如 IL-1 及 IL-10 等作用强烈。T 细胞亚群在炎症过程中起着重要的作用。

4.其他

(1)精神因素:临床上有些溃疡性结肠炎患者存在所谓的"溃疡性结肠炎个性"之称,表现为紧张、焦急、多疑、出汗等。精神因素非本病的主要原因,一般认为是本病诱发或病情加重的因素。因为精神因素可引起肠道运动功能亢进、肌肉痉挛、血管收缩、组织缺血、毛细血管通透性增加等,导致肠壁炎症或溃疡的形成。

(2)饮食:流行病学资料显示饮食可能是本病的危险因素。虽然饮食作为病因的依据不足,但过敏性食物、食物性抗原所引发的特异性免疫反应可以加重病情。

此外,吸烟、产期事件、阑尾切除术、口服避孕药等也被列为诱发疾病的危险因素。本病炎症主要限于结肠黏膜,病变具有亲合性、浅表性、弥漫性和非特异性的特点,黏膜的充血、水肿、红斑、出血无一具特异性,但病变分布的特点、炎症、糜烂溃疡的组合具有相对特异性。

二、临床表现

患者以青年居多,男性稍多于女性,起病可急可缓。临床表现与病变部位、病型及病期等有关。

1.腹泻

腹泻典型者为黏液或黏液脓血便,主因炎症渗出及黏膜糜烂、溃疡、出血所致,病变弥漫,全结肠受累甚至有回肠末段累及者(倒灌性结肠炎)亦可有吸收不良因素存在。血性黏液便为活动期病例重要表现。大便次数及便血的程度反映病情轻重。轻者每日 2～3 次,肉眼无血或带血;重者 10 次以上,脓血显见,甚至大量便血。

2.腹痛

腹痛一般仅为轻度隐痛或为阵发痉挛性疼痛,多位于左下腹或下腹部,循腹痛—便意—排便后缓解的规律。持续剧烈疼痛或累及全腹者,应注意腹膜激惹及中毒性巨结肠等并发症。

3.里急后重

里急后重由于直肠受累、炎症激惹,常有里急后重。

4.其他消化道症状

重症者常伴纳差、腹胀、腹鸣、恶心、呕吐等。

5.全身症状

发热、贫血、低蛋白血症、心率加快均见于重症及持续活动期病例。肠外表现约见于 20% 以下的病例,可有口腔黏膜病变、关节炎、结节性红斑、坏疽性脓皮病、硬化性胆管炎、虹膜睫状体炎等。

6.腹部体征

在轻症者仅左下腹压痛,部分可触及降结肠或乙状结肠,重症者常有明显压痛、鼓肠;肌紧张、反跳痛提示腹膜激惹、肠穿孔等并发症。

7.并发症

(1)肠出血:多与溃疡性病变累及血管以及凝血酶原降低所致。

（2）中毒性结肠扩张：常因炎症累及肌层及肌间神经丛，致使肌张力低下，肠内容物及气体积聚。结肠扩张在低血钾、结肠镜或钡灌肠及抗碱药物使用时更易发生。

（3）肠穿孔：多继中毒性结肠扩张之后发生。

（4）肠狭窄：由于黏膜层的增厚以及黏膜水肿、假息肉形成所致，一般不重，但应注意与肿瘤区别。

（5）癌变：较一般人群约多5～10倍，占UC病例5％左右，多见于全结肠炎，幼年起病，病史10年以上，持续或反复发作者，因此，对这类病人应予以定期随访。

三、入院检查

1.大便检查

大便检查肉眼可见脓血、黏液。涂片可见多数红细胞、白细胞、脓细胞、吞噬细胞，而阿米巴等原虫及大便培养为阴性。

2.血常规

长期慢性失血可有贫血，多为小细胞低色素性.且与病情轻重成比例。活动期及并发症发生时，中性粒细胞增高。

3.血沉（ESR）

溃疡性结肠炎患者在活动期时，ESR常升高，多为轻度或中度增快，常见于较重病例。但ESR不能反应病情的轻重。

4.C反应蛋白（CRP）

为非特异性急性时相蛋白，于炎症活动时增高，随病情缓解下降。不少研究表明其与SR，组织中PGE2含量，血清中IL-I、抗胰蛋白酶、酸性糖蛋白具有良好相关性。

5.结肠镜检查

结肠镜检查可直接观察病变肠黏膜改变并取活检，是最有意义的检查措施。由于病变多位于远段，乙状结肠镜亦可解决部分问题。病变黏膜呈充血水肿，粗糙颗粒状，易脆出血，活动期可有糜烂、溃疡，表面附以白色或血性分泌物，慢性反复发作及肠壁增厚，袋囊变钝或消失，多数假性息肉形成，有时甚至可见桥形黏膜。活组织检查时可见不同程度炎症、溃疡、隐窝脓肿、腺体分泌、萎缩及纤维增殖等改变。

6.X线钡剂灌肠检查

气钡双对比造影可发现黏膜肿胀，袋囊变浅、消失，肠管僵硬及管腔狭窄等，即使细小而浅表的溃疡常可显示锯齿状的改变或细小龛影。息肉形成可显示充盈缺损,因此,对诊断有重要意义。但是,随着结肠镜使用日趋广泛;其价值已远不如前,仅对狭窄或插镜困难者作为结肠镜检的一种补充。

7.CT 和 MRI 检查

以往 CT 很少用于肠道疾病的诊断,而近几年随着技术的提高,CT 可模拟内镜的影像学改变用于溃疡性结肠炎的诊断。表现有:

(1)肠壁轻度增厚。

(2)增厚的肠壁内可显示有溃疡。

(3)增厚的结肠壁内、外层之间呈环状密度改变,似"花结"或"靶征"。

(4)可显示溃疡性结肠炎的并发症,如肠瘘、肛周脓肿。

但 CT 所示肠壁增厚为非特异性改变,且不能发现肠黏膜的轻微病变和浅表溃疡,对溃疡性结肠炎的诊断存在有一定的局限性。

MRI 检查费用昂贵,对肠道疾病诊断效果差,但在诊断溃疡性结肠炎的肠腔外病变和并发症方面可能有一定价值。

8.超声显像

因肠腔内气体和液体的干扰,超声显像难以得到满意的结果,因此,超声显像被认为不适合于胃肠疾病的检查,但仍有学者致力于超声在胃肠疾病诊断中应用价值的探索。研究者提出溃疡性结肠炎的主要超声征象是肠壁增厚,范围在 4～10mm(正常为 2～3mm);同时可显示病变的部位、范围和分布特点。

四、诊断和鉴别诊断

(一)诊断

在 1993 年太原全国慢性非感染性肠道疾病学术研讨会上重新制定了我国关于溃疡性结肠炎的诊断标准。

1.临床表现

临床表现有持续性或反复性发作黏液血便、腹痛,伴有不同程度的全身症状,不应忽视少数只有便秘或无便血的患者。既往史及体检中要注意关节、眼、口腔、肝脾等肠道外表现。

2.结肠镜所见

(1)黏膜有多发性浅溃疡,伴充血、水肿,病变大多从直肠开始,且呈弥漫性分布。

（2）黏膜粗糙呈细颗粒状，黏膜血管模糊，脆易出血，或附有脓、血性分泌物。

（3）可见假性息肉，结肠袋往往变钝或消失。

3.黏膜活检组织学检查

黏膜活检组织学检查呈炎症性反应，同时常可见糜烂、溃疡、隐窝脓肿、腺体排列异常、杯状细胞减少及上皮变化。

4.钡灌肠所见

（1）黏膜粗乱及或有细颗粒变化。

（2）多发性浅龛影或小的充盈缺损。

（3）肠管缩短，结肠袋消失可呈管状。

5.手术切除或病理解剖

手术切除或病理解剖可见肉眼或组织学的溃疡性结肠炎的特点。

在排除菌痢、阿米巴痢疾、慢性血吸虫病、肠结核等感染性结肠炎及克隆病性结肠炎、缺血性结肠炎、放射性结肠炎的基础上，可按下列标准诊断：

（1）根据临床表现，结肠镜检查之（1）（2）（3）三项中之一项及（或）黏膜活检可以诊断本病。

（2）根据临床表现及钡灌肠有（1）（2）（3）之一项可以诊断本病。

（3）临床表现不典型而有典型结肠镜检查或钡剂灌肠改变者，可以诊断本病。

（4）临床表现有典型症状或典型既往史，而目前结肠镜或钡剂灌肠检查并无典型改变者，应列为"疑诊"随访。

（二）分类

一个完整的诊断应包括其临床类型、严重程度、病变范围及病态分期。

1.类型

分慢性复发型、慢性持续型、急性暴发型、初发型。

（1）初发型指无既往史而首次发作；暴发型症状严重伴全身中毒性症状，伴中毒性结肠扩张、肠穿孔、败血症等。除暴发型外各型均有不同程度分级并可相互转化。

（2）轻度患者腹泻每日 3 次以下，便血轻或无，无发热、脉搏加快或贫血，血沉正常；中度介于轻度和重度间；重度腹泻每日 6 次以上，明显黏液血便，体温在 37.5℃以上，脉搏在 90 次/分以上，血红蛋白<100g，血沉>30mm/第 1 小时。

2.病情程度

轻度、中度、重度。

3.病变范围

直肠炎、直乙状结肠炎、左半结肠炎、右半结肠炎、区域性结肠炎、全结肠炎。

4.病态分期

活动期、缓解期。

（三）鉴别诊断

（1）应予特别强调的是,本病的诊断应首先排除感染性结肠炎及肿瘤。结肠镜及活检对诊断具有决定意义,尤对早期轻症病例更为重要。暂时不能确诊者可认真随访观察 3～6 月,配合必要的检查,可望得出正确诊断。

（2）本病应特别注意与感染性结肠炎区别,诸如细菌性痢疾、阿米巴痢疾、血吸虫病性结肠炎以及肠结核;老年病人应警惕与缺血性结肠炎鉴别,亦应注意与结肠恶性淋巴瘤及结肠癌区别。此外,与结肠克隆病鉴别,在国外十分强调,在国内少有困难。

五、治疗原则及措施

如英国学者 Walkinson 意见,治疗应遵循以下三原则:①尽早控制症状;②维持缓解、预防复发;③确定内外科治疗界限,防治并发症。

1.水杨酸类药物

1940 年代初,瑞典医师 Svartz 用 SASP 治疗关节炎,偶然发现对 UC 有效而用于本病治疗。至今 SASP 已成为治疗轻、中度病例的主药,也是维持缓解最为有效的一类药物。该药口服后仅少量被小肠吸收,约 80% 到达结肠,经细菌所含偶氮还原酶作用,偶氮链断裂而成 5-ASA 和 SP。5-ASA 是治疗的有效成分,在结肠局部发挥抗炎作用。可能是影响花生四烯酸代谢的一个或多个步骤,抑制前列腺素的合成;同时,尚作为反应性氧的清除剂而抑制炎症反应。认为还可能是抑制某些细胞因子和炎性介质所形成的网络,从而减轻炎症反应。SP 为载体,被裂解后全部由肠壁吸收,代谢途径与其他磺胺一样,其中肝脏的乙酰化作用至关重要,

用法:控制发作多用 SASP3～4g/d,虽有用到 6g/d 者,毒副作用亦随之加大。用药 3～4 周后若病情稳定可减量使用 3～4 周,然后维持。使用 1～2g/d,维持 6～12 个月或更长,可获良好效果。部分病例采用小量间断给药维持亦可获得同样效果。

4-氨基水杨酸即 4-ASA 或 PAS,为一抗结核药物,用作灌肠剂治疗本病疗效

与 5-ASA 相当,剂量 1g/d,副作用小。

副作用:见于 10%～15% 的患者,主要分为两类,一是剂量相关副作用如恶心、呕吐、纳差、头痛、网状细胞增多、皮下出血、溶血及可逆性男性不育等,多发生于用药 8 周之内;二是特异性反应(即过敏反应):如皮疹、肝脏毒性、支气管哮喘及白细胞减少,甚至粒细胞缺乏及再障等。消化道的副作用可采用餐间、餐后服药及肠溶片口服而减轻。对皮疹、头痛、腹痛、白细胞减少等可采用脱敏疗法。对溶血、粒细胞缺乏及肝、肺毒性作用应停用。

2.皮质类固醇

皮质类固醇用于本病治疗已 40 余年,对 85% 以上病例有良效,其抗炎及免疫抑制效果勿庸置疑,至今已成为治疗本病的主药。中度病例用强的松或强的松龙 30～40mg/d;重症者可达 60mg/d,亦可短期使用琥珀酸氢化考的松 200～300mg/d 或 21-磷酸强的松龙 40～60mg/d,静脉滴注。未用过激素者,可使用 ACTH60～120u/d 静滴。由于 UC 病变分布的特点,局部皮质类固醇治疗特别有价值。可用氢化考的松灌肠液 50mg,每晚 1 次,但不能用醇溶制剂。泡沫剂每次用量仅 5ml,可以达到乙状结肠,使用简便,易为患者接受;栓剂对直肠炎有效,易于携带,使用更为方便。常用氢化考的松栓 20mg/粒;每日 1～2 次。对慢性活动性病例,间日应用皮质类固醇亦可获疗效而无明显副作用。但是,无论口服或局部使用作为维持治疗,效果均不理想。因此,活动性疾病缓解后,即应减量至停药,一般疗程约 6～8 周。并用水杨酸磺胺吡啶接替及维持。

3.免疫抑制剂

如硫唑嘌呤、6-巯嘌呤、环孢菌素 A 及氨甲嘌呤等,作为第二种选择,用于顽固性病例。不过,由于 UC 严重及顽固病例手术切除结肠可望治愈,使该类药物应用指征较窄。

4.抗生素

重症患者及有并发症者应积极抗菌治疗,必要时静脉给药,如氨苄青霉素 6～8g/d;庆大霉素 16 万～24 万 U/d,分次给予抗菌治疗;环丙沙星 0.5～1.0g/d 或灭滴灵 0.6～1.2g/d 分次口服。

5.其他

如色甘酸二钠可阻止肥大细胞、嗜酸细胞脱颗粒,从而抑制 5-羟色胺慢反应物质释放,减少抗原—抗体反应,可减轻症状;钙通道阻滞剂,如异博定、硝苯吡啶、桂利嗪等能减少肠道分泌,缓解腹泻。中药治疗:用清热、解毒剂,如白头翁汤、葛根芩连汤及香连丸加减；应用锡类散、冰硼散灌肠，每次 1g，每日 1～2 次，14～28 天为一疗程，对轻、中度患者有良效。

6.外科治疗的适应证

(1)急性发作：重症或暴发型病例，以五日强力疗法不缓解者，尤有穿孔、出血、中毒性巨结肠者应及时手术。

(2)慢性顽固病例：反复发作呈慢性消耗、蛋白丢失者，儿童生长发育受限者或长期需用大量激素控制发作者应作手术。

(3)恶变：随访期间有重度异型增生者及癌肿者均应手术。

(4)其他：肠外并发症久治不愈者，可考虑手术切除结肠。

7.一般治疗

应鼓励进高糖、高蛋白、高维生素饮食，限制或避免牛奶制品。严重病例可暂禁食，并使用肠内、肠外营养以改善机体状态及缓解症状。止泻剂与抗胆碱药应尽量避免，以防中毒性巨结肠等并发症发生。

六、疗效评价

1.痊愈

临床症状消失，肠镜检查黏膜恢复正常，停药或仅用维持量药物，观察 6 个月无复发。

2.好转

临床症状基本消失，肠镜复查黏膜轻度炎症及部分假息肉形成。

3.无效

若第一次发作为重型，发作前病史短，发病年龄在 60 岁以上及出现并发症、低钾血症、低蛋白血症的患者，经积极内科治疗，临床症状无缓解，死亡率高。

七、出院医嘱

1.照护原则

(1)休息：急性发作期和重症患者应卧床休息；轻型患者要求生活规律，注意劳逸结合，可适当从事轻工作，以减轻心理压力，有利于疾病的康复。

(2)饮食护理：应给予质软、易消化、少纤维富营养的食物，避免食用刺激性食物或牛奶、乳制品。对急性发作期和暴发型病人应进无渣流质或半流质饮食,禁食冷饮、水果及含纤维多的蔬菜。

（3）心理疏导:溃疡性结肠炎病人由于病程长,病人大多神经过敏,抑郁或焦虑,思想顾虑较重,通过心理疏导加强病人战胜疾病的信心。

2.注意事项

严密观察患者的生命体征的变化,有无脱水症,及时纠正水、电解质紊乱。对重症或暴发型病人如出现鼓肠,肠鸣音消失,腹部有压痛,应考虑中毒性巨结肠。

3.常规用药

皮质类固醇、水杨酸类药物、免疫抑制剂等。

第五节　克罗恩病

克罗恩病（CD）是消化道慢性非特异性、肉芽肿性、透壁性炎性疾病;多发生在青壮年,可侵及从口腔到肛门消化道各个部分,但主要累及末端回肠和邻近结肠,呈节段性或跳跃式分布;同时可有胃肠道以外的病变。

一、诊断标准

1.临床表现

（1）腹痛:为最常见症状。腹痛部位常与病变部位一致,常位于右下腹或脐周,为隐痛、钝痛、痉挛性阵痛伴肠鸣,餐后发生,排便后暂时缓解。持续性腹痛和明显压痛提示病变波及腹膜或腹腔内脓肿形成。

（2）排便改变:病程初期腹泻间歇性发作,后期为持续性。每天数次,多无脓血或黏液,病变侵及结肠下段或直肠可有黏液血便及里急后重。

（3）腹部包块:约见于 10％～20％患者,由于肠粘连、肠壁增厚、肠系膜淋巴结肿大、内瘘或局部脓肿形成所致。多位于右下腹与脐周。

（4）肛门周围病变:包括肛门直肠周围瘘管、脓肿形成及肛裂等病变,见于部分患者,有结肠受累者较多见。可为本病的首发或突出的临床表现。

（5）瘘管形成因:透壁性炎性病变穿透肠壁全层至肠外组织或器官而形成。是克罗恩病的临床特征之一,分为内瘘和外瘘,前者可通向其他肠段、肠系膜、膀胱、输尿管、阴道、腹膜后等处,后者通向腹壁或肛周皮肤。肠段之间内瘘形成可致腹泻加重及营养不良;肠瘘通向的组织与器官因粪便污染可致继发性感染。

（6）全身症状：发热为常见全身表现之一,多为低热或中度发热,不伴畏寒和寒战,呈间歇性发生,当病情加重或出现并发症则可呈高热。此外,因慢性腹泻、食欲不振等导致营养障碍,表现为乏力、消瘦、贫血、低蛋白血症和维生素缺乏。

（7）肠外表现：关节炎、结节性红斑、坏疽性脓皮病、口腔溃疡、慢性活动性肝炎、血栓栓塞性疾病、骨质疏松、继发性淀粉样变性等。

（8）并发症：肠梗阻最常见,其次是腹腔内脓肿,偶可并发急性穿孔或大量便血。直肠或结肠黏膜受累者可发生癌变。肠外并发症有胆结石、尿路结石、脂肪肝等。

2.实验室检查

（1）血液检查：贫血、红细胞沉降率增快、白细胞增多,严重者血清白蛋白、钾、钠、钙降低,凝血酶原时间延长,C-反应蛋白水平明显升高。

（2）粪便检查：隐血试验阳性,有时可见红、白细胞。

（3）抗酿酒酵母抗体可呈阳性。

3.辅助检查

（1）X 线检查：胃肠钡餐、钡灌肠、气钡双重造影等检查,X 线特征如下。

①肠管狭窄。

②节段性肠道病变,呈"跳跃"现象。

③病变黏膜皱襞粗乱,呈鹅卵石征。

④瘘管或窦道形成。

⑤假息肉与肠梗阻的 X 线征象。

（2）增强 CT 检查：对腹腔脓肿诊断有重要价值;了解肠道病变分布、肠腔狭窄程度、瘘道形成以及肠壁增厚及强化等特点,有助于 CD 的诊断和鉴别诊断。CT 表现多为：节段性分布、肠壁增厚、黏膜层强化、肠系膜血管梳状征、肠系膜淋巴结增大等。

（3）MRI 检查：有助于瘘管或窦道、脓肿形成、肛门直肠周围病变的诊断。

（4）结肠镜检查：结肠镜需包括全结直肠及末段回肠。可见病变呈节段性分布,病变肠段之间黏膜外观正常。可见纵行溃疡、鹅卵石样改变、肠腔狭窄、炎性息肉等,组织活检可有非干酪性肉芽肿形成及大量淋巴细胞聚集。

（5）病理检查：手术病理是诊断 CD 唯一标准。主要有节段性全层炎,裂隙样溃疡,非干酪性上皮样肉芽肿等。但以上病理特点并非特异。

4.诊断标准

没有手术病理的患者,特别是中青年患者有慢性反复发作性右下腹或脐周痛与腹泻、腹块、发热等表现,X 线、CT 或(及)结肠镜检查发现肠道炎性病变主要在回肠末段与邻近结肠且呈节段性分布者,应考虑本病的诊断。本病诊断主要根据临床表现和影像检查与结肠镜检查所见进行综合分析,表现典型者可做出临床诊断(如活检黏膜固有层见非干酪坏死性肉芽肿或大量淋巴细胞聚集更支持诊断),但必须排除各种肠道感染性或非感染性炎症疾病及肠道肿瘤。鉴别有困难时需靠手术探查获得病理诊断。长期随访有助确定或修正诊断。

诊断内容应包括临床类型、严重程度、病变范围、肠外表现和并发症。

(1)临床类型:可参考疾病的主要临床表现做出。按疾病行为分型可分为:狭窄型、穿通型和非狭窄非穿通型(炎症型)。

(2)严重程度疾病活动程度:可依据 CD 活动指数(CDAI)评估,Harvey-Bradshaw 简化 CDAI 临床更为实用。Harvey-Bradshaw 简化 CADI 计算法如下:

临床表现:①一般情况(最近 24 小时)。②腹痛(最近 24 小时)。③腹泻(最近 24 小时)。④腹块(医师认定)。⑤并发症(关节痛、巩膜炎、结节性红斑、坏疽性脓皮病、阿弗他溃疡、新发现的瘘管及脓肿等)。

评价与评分:①0 良好、1 稍差、2 差、3 不良、4 极差。②0 无、1 轻、2 中、3 重。③稀便每日 1 次记 1 分。④0 无、1 可疑、2 确定、3 伴触痛。⑤每个症状记 1 分。

注:≤4 分为缓解期,5～8 为中度活动期,≥9 分为重度活动期

(3)病变范围:参考影像学和内镜检查结果确定,可分为小肠型、结肠型、回结肠型。

(4)肠外表现和并发症:肠外表现可有口、眼、关节、皮肤、泌尿以及肝胆等系统受累;并发症可有肠梗阻、脓肿、出血、肠穿孔等。

5.鉴别诊断

(1)肠结核:是要特别关注与鉴别的,诊断 CD 应首先除外肠结核。肠结核患者既往或现有肠外结核史,不能除外肠结核时,需先行诊断性抗结核治疗 4～8 周。

(2)小肠恶性淋巴瘤:原发性小肠恶性淋巴瘤可较长时间内局限在小肠,部分患者肿瘤可呈多灶性分布,此时与克罗恩病鉴别有一定困难。小肠恶性淋巴瘤一般进展较快。活检免疫组化可确诊。必要时手术探查。

(3)其他免疫性疾病:溃疡性结肠炎,主要是结肠型 CD 需与溃疡性结肠炎鉴别。

（4）Behcet 病：本病常因消化道溃疡而出现腹痛等症状，重者有肠出血、肠穿孔、瘘管形成等需鉴别。

（5）其他需要鉴别的疾病：包括血吸虫病、慢性细菌性痢疾、阿米巴肠炎、其他感染性肠炎（耶尔森杆菌、空肠弯曲菌、艰难梭菌等感染）、急性阑尾炎、出血坏死性肠炎、缺血性肠炎、放射性肠炎、胶原性肠炎、大肠癌以及各种原因引起的肠梗阻。

二、治疗原则

根据病变部位、严重程度、并发症、对药物的反应及耐受性制订个性化治疗方案，目的是控制发作，维持缓解，防治并发症，促进黏膜愈合。

1.一般治疗

强调戒烟。病变活动期卧床休息，予高营养低渣食物，适当给予叶酸、维生素 B_{12} 等多种维生素及微量元素。

2.氨基水杨酸制剂

柳氮磺吡啶（SASP）仅适用于病变局限在结肠者，美沙拉嗪能在回肠及结肠定位释放，故适用于病变在回肠及结肠者。该类药物一般用于控制轻型患者的活动性；也可用作缓解期或手术后的维持治疗用药，但疗效并不肯定。

3.抗生素

抗生素可作为瘘管型 CD、肛周病变的一线治疗。推荐甲硝唑 $10\sim15$ mg/（kg·d）、环丙沙星（500 毫克/次，每日 2 次），单用或联合应用。通常抗生素治疗维持 3 个月，需密切监测副作用，如甲硝唑引起的外周神经病变等。

4.糖皮质激素

糖皮质激素是控制病情活动的有效药物，适用于中、重度活动期患者或对氨基水杨酸制剂无效的轻型患者，不适于瘘管型 CD。

糖皮质激素在 CD 的应用必须特别注意以下几点。

①给药前必须排除结核与腹腔脓肿等感染的存在。

②初始剂量要足（如泼尼松 $40\sim60$ mg/d）。

③规律减量，病情缓解后剂量逐渐减少，从泼尼松 40mg/d 减至 20mg/d 过程中每 $7\sim10$ 日减 5mg，减至 20mg/d 时每 $14\sim21$ 日减 5mg。

④相当部分患者表现为激素依赖，每于减量或停药而复发，这部分患者需尽早给予免疫抑制剂治疗。临床研究证明激素不能作为长期维持治疗。

⑤长期激素治疗应同时补充钙剂及维生素 D 以预防骨病发生。

5.免疫抑制剂

近年研究已确定免疫抑制剂对于 CD 的治疗价值,是大部分 CD 的主要治疗药物。硫唑嘌呤适用于对糖皮质激素治疗效果不佳或对激素依赖患者,剂量为 1.5～2mg/(kg·d)。该药显效时间约需 3～6 个月,故宜在激素使用过程中加用,继续使用激素 3～4 个月后再将激素逐渐减量至停用。约 60% 激素依赖患者可成功停用激素,然后以治疗量的硫唑嘌呤维持治疗,维持时间 1 年以上,甚至 5 年以上。该类药物常见严重不良反应为骨髓抑制等,其他如急性胰腺炎、肝损害。治疗过程中需从小剂量开始服用(如 50mg/d)。甲氨蝶呤可用于硫唑嘌呤不耐受或无效的患者以及伴随关节症状的患者,用法为 15～25mg/周,肌内注射。

6.生物制剂

抗 TNF-α 单克隆抗体为促炎性细胞因子的拮抗剂,可用于传统治疗无效的中重度活动及瘘管型 CD,以及病情重以及有不良预后因素的患者,可以考虑早期应用,减少并发症。过敏反应为该药常见不良反应,感染、腹腔脓肿、恶性肿瘤、中重度心力衰竭为该药的禁忌证。使用生物制剂前,需常规行 PPD 及胸片检查以除外活动性结核。

7.手术治疗

手术适应证为内科治疗无效及并发症,后者包括完全性肠梗阻,瘘、脓肿形成,急性穿孔或不能控制的大量出血。应注意,对肠梗阻要区分炎症活动引起的功能性痉挛与纤维狭窄引起的机械梗阻,前者经禁食、积极内科治疗可缓解而不需手术;对没有合并脓肿形成的瘘管,积极内科保守治疗有时亦可使其闭合。手术方式主要是病变肠段切除。本病手术后复发率高,术后复发的预防至今仍是难题,美沙拉嗪、甲硝唑或免疫抑制剂可减少复发,宜术后即予应用并长程维持治疗。

第六节　大肠癌

大肠癌包括结肠癌和直肠癌,为大肠黏膜上皮在环境、遗传等多种致癌因素作用下发生的恶性病变。大肠癌分为早期大肠癌和进展期大肠癌。早期大肠癌是指浸润深度局限于黏膜及黏膜下层者,其中局限于黏膜层者为黏膜内癌,浸润至黏膜下层未侵犯固有肌者为黏膜下癌。进展期大肠癌是指浸润超越黏膜下层或更深层者。发病年龄多在 30～60 岁,发病高峰在 50 岁左右,青年人发病率在逐年上升。

男性多于女性。发病与遗传、饱和脂肪酸摄入等因素关系密切,大肠腺瘤、炎症性肠病和血吸虫及细菌肠道感染等,可能是发生大肠癌的危险因素。大肠腺瘤性息肉、炎症性病变的黏膜上皮异型增生是大肠癌的癌前病变。

一、诊断标准

1.临床表现

(1)排便习惯与粪便性状改变:为最早出现的症状,常以血便为突出表现。

①便血:便血量与性状常与肿瘤部位有关。病变越远离肛门血的颜色越暗,血与粪便相混;病变越接近肛门便血越新鲜,血与粪便分离。直肠癌直肠指诊时指套上可见血性黏液。

②黏液脓血便:可伴有里急后重,或排便次数增多、腹泻、腹泻与便秘交替等。

③顽固性便秘:顽固性便秘或粪便外形变细。

(2)腹痛:呈持续性隐痛,或仅为腹部不适或腹胀感。病变可使胃—结肠反射加强,出现餐后腹痛。定位不确切,中晚期肿瘤疼痛部位相对固定。

(3)肠梗阻:表现有肠绞痛、腹胀、肠鸣音亢进与肠型等。

(4)腹部肿块:肿块位置取决于肿瘤的部位,肿块常为质硬,呈条索或结节状。早期肿瘤可被推动,中、晚期肿瘤较为固定。合并感染者可有压痛。

(5)全身表现:可出现贫血、消瘦、乏力、发热等,晚期肿瘤可出现肝、肺、骨转移症状,继而出现进行性体重下降、恶病质、黄疸和腹水等。

2.实验室检查

(1)粪隐血试验:方法简单、非侵入性、费用低,可用于大肠癌的筛查。

(2)肿瘤生物标志物检查:①血清癌胚抗原(CEA)定量动态观察对大肠癌的预后评估及术后复发的监测有一定价值。②肠癌相关抗原(CCA)明显增高有助大肠癌的诊断。

3.辅助检查

(1)直肠指诊:为简单、经济、安全的诊断方法,可确定距肛门 7~8cm 的直肠肿块,依据肿块的部位、大小、形态和活动度,决定手术方式和预后的评估。

(2)内镜检查:包括直肠镜、乙状结肠镜和结肠镜检查等。内镜检查可在直视下观察结、直肠黏膜病变的形态,对可疑病灶进行活检,获得病理组织学的确切诊断。内镜下黏膜染色技术、放大结肠镜、超声内镜、色素内镜及窄带成像技术和共聚焦激光显微内镜等新型内镜检查技术的应用,大大提高了大肠癌,尤其早期大肠癌的检出率。

（3）影像学检查：

①X线钡剂灌肠检查：对不能接受结肠镜检查者,仍有重要的诊断价值。可显示病变的部位、范围,显示钡剂充盈缺损、肠腔狭窄、黏膜破坏等征象。

②B型超声、CT、MRI检查：可了解肿瘤对肠壁和肠管外的浸润程度、有无淋巴结及其他脏器的转移,有助于临床分期以制定治疗方案。利用计算机三维影像重建的螺旋CT仿真结肠镜,可显示肠管及其病变,具有无创、无痛苦、禁忌证少的优点,但对病变显示的清晰度和对微小病变的辨别能力并不优于内镜检查,且不能活检。二维多平面成像和三维重建图像的CT结肠成像（CTC）检查,可多方位、多角度、多层面地显示病变的部位、浸润范围及结肠外病变,但存在假阳性。

③选择性血管造影：可显示肿瘤异常的血管和组织块影。

④正电子发射断层显像（PET）：依赖肿瘤组织细胞的生理和代谢功能改变,观察肿瘤细胞,可应用于多种肿瘤的检测和分期。

二、治疗原则

1.内镜下治疗

早期大肠癌可在内镜下行电凝切除或剥离术（EMR或EPMR）。以下情况需慎重选择。①肿瘤基底大小超过20mm者。②有证据显示肿瘤突破黏膜肌层,浸润至黏膜下层尚未侵及固有肌层者。③肿瘤位置不利于内镜下治疗者。

2.手术治疗

手术方法和范围的选择,取决于肿瘤的部位及浸润深度,手术方式包括根治切除、姑息手术等。

3.化学药物治疗

大肠癌对化疗不甚敏感,为一种辅助疗法。早期大肠癌根治术后一般不需化疗。进展期大肠癌为提高大肠癌手术率,控制局部淋巴结转移和预防手术后复发,常用于术前和术后的治疗,也用于晚期广泛转移者的姑息治疗。

4.放射治疗

适用于肿瘤位置较固定的直肠癌。术前放疗有助于提高手术切除率、减少远处转移;术后放疗可降低复发率,提高生存率。对晚期直肠癌患者可用于止痛、止血等姑息治疗。放疗有发生放射性肠炎的危险。

5.其他

包括基因治疗、导向治疗及中医中药治疗等辅助治疗。

第七节　下消化道出血

下消化道出血是指 Treitz 韧带远端的消化道出血。其病因繁多,轻重不等,重症者出血量大,导致出血性休克,是常见的重症之一。无症状小量便血者常被误为痔疮。

一、病因及发病机制

下消化道出血的病因可分为以下几类

1.肿瘤性

大肠和小肠的良恶性肿瘤,是下消化道出血的最常见原因。肠道良性肿瘤指各种类型的息肉,其中以腺瘤性息肉最多见,小肠肿瘤较为少见。少数右半结肠肿瘤患者可表现为长期隐匿性出血,即粪外观呈黄色,而粪隐血阳性。

2.炎性

炎性疾病所致下消化道出血居病因之第二位。肠道的特异性及非特异性炎性都可能成为下消化道出血的原因,其中常见的特异性炎症有痢疾、肠结核等细菌感染,血吸虫等寄生虫感染以及真菌感染等;非特异性炎症主要是溃疡性结肠炎和克罗恩病。放射性肠炎常引起下消化道出血。

3.血管性

此类疾病包括血管畸形、血管瘤、肠系膜血管栓塞、痔疮及静脉曲张。

4.机械性

肠扭转、肠套叠及肠憩室可因机械因素损伤血管或继发炎症、坏死而引起出血。

5.全身性

血液系统疾病、肾功能衰竭等全身或系统性疾病也可引起下消化道出血;出血热、钩端螺旋体病等传染性疾病也常伴发下消化道出血。

6.其他

除上述一些下消化道出血的病因外,肠重复畸形等一些先天性疾病,某些中毒也常伴发下消化道出血。

二、临床表现

（1）下消化道出血患者之出血原因的临床表现可先于出血而表现出其固有特征，也有的在出血后逐渐出现，有的甚至始终表现不明显。

（2）下消化道出血的临床表现视出血量、出血速度及机体代偿情况不同而异。轻者且出血速度较慢者，可无任何临床表现，仅粪隐血试验阳性。显性出血者则为血便，其颜色视出血部位而定，邻近肛门处的出血颜色较鲜红，越向上，颜色越暗，升结肠以上部位的出血，且出血后在肠道停滞时间较长者，可表现为类似上消化道出血之黑便。血便的性状视病因不同而异，血管破裂出血者可为鲜血便，而炎症所致者则为黏液脓血便。直肠息肉或痔疮出血则为血液附着于粪表面。下消化道出血患者多伴有腹痛或腹部不适，尤其是在便血之前。下消化道出血患者全身症状的临床谱很广，轻的可无任何症状，或仅有轻微头晕等贫血表现。重者可因大出血而很多出现出血性休克的表现。

三、入院检查

1.三大常规

（1）粪常规检查非常重要。下消化道出血性粪中可见大量红细胞，如为炎症所致者，可见大量白细胞等炎性细胞；如为特异性感染所致者，有时可发现寄生虫虫卵、原虫、真菌等病原体。

（2）血常规检查主要在于判断失血程度，有无血小板减少及有无白细胞升高。

（3）尿常规检查对下消化道出血诊断意义不大，但有时对某些全身或系统性疾病的诊断有帮助。

2.结肠镜检查

对结肠和小肠末端病变所致的下消化道出血有较大诊断价值。对慢性或亚急性出血，可行常规肠道准备后行肠镜检查。但急诊肠镜检查因出血或肠内容物影响观察视野而影响成功率。结肠镜检查对下消化道出血定位诊断的准确率在85％以上，而对其病因的诊断准确率也可达77.5％以上。择期检查的诊断准确率高于急诊检查。大多数出血病因，除位于小肠中上段结肠镜不能达到外，均有可能被结肠镜检查所发现。

3.钡剂造影检查

无论是经口钡剂造影还是钡剂灌肠检查,均仅适于慢性或较轻的下消化道出血患者。其仅是肿瘤性、溃疡性、憩室等引起出血有一定诊断价值,但诊断准确性、阳性率均低于结肠镜检查。

4.血管造影

血管造影在有活动性出血时阳性率较高。因该检查对放射设备及技术要求较高,检查时机又不好掌握,故目前多用于结肠镜等检查后仍不能明确出血病因或高度疑诊出血部位在小肠者。

5.胶囊内镜检查

胶囊内镜检查对小肠出血者有较大诊断价值,但费用昂贵,不易普及。另外,其对急诊或大出血的诊断价值也有待评价。

6.其他

放射性核素检查、PET 对下消化道出血也有一定价值,仅用于疑难病例。

四、诊断与鉴别诊断

根据便血这一临床表现,确定有下消化道出血并不难,但有时需与上消化道出血鉴别(见表 3-1)。

表 3-1   上,下消化道出血的鉴别

病史	溃疡病,肝硬化,上腹不适	下腹痛,排便异常
出血征兆	上腹痛,腹胀,恶心,反胃	中下腹不适,欲排便
出血方式	呕血,黑便	血便,少数可为黑便
胃液抽吸	有血液或为咖啡色	胃液清
粪检查	隐血阳性,无红细胞	见大量红细胞
血尿素氮	升高	正常

下消化道出血病因众多,诊断时有困难,故做出诊断时,应结合患者的人口统计学资料、居住地流行病学特点、既往史、家族史、临床表现特点并结合有关辅助检查。对诊断困难者,行剖腹探查应慎重,因下消化道较长,很多病因通过触摸及观察肠浆膜面表现不易被发现。但对多种检查后仍不能确诊,或是大出血危及生命,可在作好术中内镜检查准备,征得患者或家属同意的情况下慎重进行。

五、治疗原则

下消化道出血的治疗原则为：①治疗原发病；②止血治疗；③纠正因失血引起的内环境紊乱；④预防治疗并发症。

六、治疗措施

1.止血治疗

(1)垂体后叶素或生长抑素可降低门静脉系统压力，从而减缓血流速度，起到止血作用，其有效率可达80％以上。

(2)止血药灌肠：如出血部位在左侧结肠，可用止血药灌肠，常用药为4％～8％的去甲肾上腺素液、凝血酶、云南白药等。

(3)止血敏、抗血纤溶芳酸、6-氨基己酸等止血药的有效性尚未得到证实，可视情况使用。

(4)内镜止血：弥漫性病变可在内镜下喷洒去甲肾上腺素、凝血酶、云南白药等止血药。对局部血管破裂出血可视情况应用电凝、激光、注射、钳夹等治疗。

2.其他治疗

对血容量不足者应补充相应液体；对严重贫血或失血性休克者，应及时输血，维持有效循环和组织供氧；对有并发症者也应给予相应治疗。

七、疗效判断

(1)准确判断下消化道出血是否停止非常重要。粪转为黄色，且全身情况稳定，血色素稳定在某一水平是出血停止的指标。因下消化道长达数米，可储藏大量血液，若患者有便秘习惯或因疾病所致肠蠕动减慢，甚至出现休克而无便血出现。故无便血不是已止血的金标准。

(2)单纯血便不是活动性出血的标志。尽管下消化道出血的诊断技术有了很大进步，药物治疗及内镜治疗的方法和疗效都有提高，但下消化道大出血的死亡率仍高达5％～10％。

八、出院医嘱

（1）下消化道出血患者，如出血停止，基础疾病已治疗，出院后不需特别随访。如出血停止，基础病未愈，应继续治疗基础病至痊愈（如肠结核）。

（2）如出血停止，而原发病诊断未明者，出院后应注意尽可能避免出血的诱因。一旦再出血，应立即入院检查，以明确病因。

（3）反复出血而高度疑为小肠出血者，可在间歇期择期行胶囊内镜检查，或是再次出血时，立即入院行急诊血管造影以明确出血原因。

第八节　肠道憩室

肠道憩室指由不同原因造成的局部肠壁病理性囊袋样膨出，分真性和假性两种。真性憩室为肠壁全层膨出，多为获得性；假性憩室指仅有黏膜与黏膜下层而无肌层膨出。本节主要介绍十二指肠和结肠憩室。

一、十二指肠憩室

十二指肠憩室为小肠憩室中最常见的类型，可发生于任何年龄，以 45～60 岁为多见，男性多于女性。

（一）病因和发病机制

是由于肠壁肌层先天性发育不全，肌张力缺乏，或随年龄增长，肠壁肌层发生退行性病变，在此基础上，受肠腔内压力的长期作用，导致憩室形成（原发性）。少数原因为溃疡瘢痕收缩或胆囊炎粘连、牵拉等肠外病变（继发性）。十二指肠憩室多为单发，其中以降段为多，常位于胆总管开口的 Vater 壶腹附近，这是因为壶腹周围有胆管、血管通过，缺乏结缔组织支持的缘故。

（二）诊断

1.临床表现

单纯十二指肠憩室很少有症状，常于内镜或钡餐检查时意外发现。当憩室较大尤其伴有炎症时，可出现上腹部饱胀不适，胀痛或钝痛，伴有嗳气、恶心，尤其饱餐后加重。如憩室内含异位胃黏膜可伴发溃疡，症状类似消化性溃疡并可发生上消化道出血。壶腹附近的憩室可因炎症水肿压迫胆总管、胰管引起胆道感染及胰腺炎,出现发热、黄疸和急腹症。此外,巨大憩室内细菌过度生长可导致腹泻。

2.内镜检查

如憩室开口较大,可以直接观察到开口形状及黏膜情况,如黏膜充血、水肿、糜烂等。可做憩室内潴留液培养以确诊有无细菌过度生长。因憩室壁较薄,一般不宜取活检。

3.X 线钡剂检查

X 线钡剂检查表现为凸向肠腔外的圆形、椭圆形、条带形袋影,憩室与肠腔常有一狭窄颈部相连。

4.鉴别诊断

出血者需与消化性溃疡相鉴别;腹痛、发热伴黄疸者要和胆道疾病、胰腺病变鉴别。确诊依据内镜或 X 线钡餐检查。有消化道出血者应做内镜检查和选择性动脉造影,以明确出血的部位及原因。

（三）治疗

十二指肠憩室如无症状不需治疗;伴发憩室炎及并发症者,一般采用内科综合治疗,包括调节饮食、服用制酸药物。采用与憩室开口相反方向的体位,引流出憩室潴留物可缓解症状。并发少量出血者按消化性溃疡治疗,并发胰腺炎者按胰腺炎处理。手术指征包括:合并大出血、穿孔、憩室蒂扭转,十二指肠乳头部憩室致持续性胆总管、胰管梗阻等。

二、结肠憩室

结肠憩室可发生在全结肠任何部位,其中乙状结肠发病率占 80%～95%,其次为回盲部。发病年龄多在 40 岁以上,随年龄增长而增加,比十二指肠憩室少见。

（一）病因

可能与长期摄入低纤维素食物及肠腔压力持续升高有关,老年人发病与肠壁肌力减弱有关。憩室壁由黏膜层和浆膜层构成,因憩室袋缺少肌层无力排出内容物导致内容物嵌顿、淤滞,继发细菌感染而导致憩室炎。

（二）诊断

1.临床表现

结肠憩室多无症状,有时出现下腹胀,阵发性绞痛或间歇性左、中下腹钝痛不适,有时有腹泻与便秘交替,多由结肠功能改变所致。当憩室并发感染且累及周围腹膜时,左下腹痛加重,伴有腹泻、黏液便,以及发热、白细胞数升高,左下腹明显压痛及肌紧张。炎症邻接膀胱可产生尿频、尿急。憩室穿孔可导致弥漫性腹膜炎,反复感染常引起亚急性肠梗阻,表现为反复绞痛、腹胀及便秘,后期可继发结肠周围脓肿和局限性腹腔脓肿,如处理不及时,则憩室可与邻近器官发生粘连、穿透形成瘘管。少数患者并发出血表现为少量便血或潜在出血,大出血少见,多见于老年人。

2.结肠镜检查

结肠镜检查确诊手段之一,可直接窥见憩室口,明确观察黏膜有无水肿、糜烂及出血等病变。并可对肿瘤、溃疡性结肠炎、Crohn 病做出鉴别诊断。但急性憩室炎时,肠段固定、肠腔狭窄,列为相对禁忌证。

3.影像学检查

X 线钡剂灌肠表现为突向肠腔外圆形、椭圆形或烧瓶状囊袋影并与肠腔有细颈相通。其形状可随体位变动而变化,如憩室内含有粪石及其他滞留物,则外缘表现不规则,急性炎症时可因憩室内黏膜充血、水肿不能滞钡而不能显示。气钡双重造影有穿孔危险。如患者有急性憩室炎表现,可采用非侵入性 CT 检查。腹、盆腔 CT 检查是诊断憩室炎最适宜的影像学检查。

4.鉴别诊断

临床上有发热、腹痛、黏液血便时常需与溃疡性结肠炎、结肠癌、急性阑尾炎、Crohn 病等相鉴别,腹痛伴肠功能紊乱者要与肠易激综合征鉴别。

（三）治疗

憩室无症状、无并发症时无需治疗,应嘱患者多摄取富含纤维素饮食,保持大便通畅。并发明显炎症时(腹痛、发热、白细胞增多)需住院治疗。

1.一般治疗

低渣少刺激性半流或流质饮食。急性期避免刺激性泻药和灌肠。

2.药物治疗

抗生素宜选用喹诺酮类以及甲硝唑等。

3.手术治疗

结肠憩室如并发大出血、穿孔、肠梗阻、瘘管及脓肿形成应及时手术治疗。

（四）预后

一般预后良好。

第四章　肝脏疾病

第一节　病毒性肝炎

一、甲型病毒性肝炎

甲型病毒性肝炎简称甲肝(HA),是由甲型肝炎病毒(HAV)引起的急性肝脏炎症。临床特征是乏力、食欲不振、肝脏肿痛、肝功能异常,部分病例有发热及黄疸。主要经粪—口途径传播而发病。潜伏期 2～6 周,暴发病例的病死率甚高,大部分病例病程有自限性,预后良好。

(一)诊断

1.临床表现

潜伏期 15～49 天,平均 30 天。一般以不适、乏力及纳差起病,伴畏寒、发热并有头痛、全身酸痛等非特异上呼吸道症状。多数有恶心、呕吐、厌食、腹部不适、腹胀或腹泻。上述症状多在起病后 24～48 小时内先后出现。少数可有肝肿大,血清转氨酶活力迅速上升。起病后 3～10 天,尿色变深呈深褐色,大便色泽变浅。此后 1～2 天,可见双眼巩膜黄染。

黄疸初期,乏力、食欲不振等更明显。发热等上呼吸道症状则逐渐消退。黄疸加深时可伴有皮肤瘙痒。体检可有肝脏肿大和触痛。少数有脾肿大。黄疸期持续长短随黄疸深浅不同而异。多数患者于第 2 周黄疸开始消退,症状随之改善,尿色、粪色逐渐恢复正常。

黄疸经 2～6 周完全消退,80％的患者在 3～4 个月内恢复。无黄疸型肝炎较多见,病情较轻,恢复顺利。

少数患者,尤其在前驱期曾从事体力活动,或有其他诱发因素者,可发展为暴发型肝炎。儿童患本病,症状一般较成人轻,恢复较成人快。

甲型肝炎的肝外表现不如乙型肝炎多见。但有极少数可出现皮疹、胸腔积液、再生不良性贫血等。

2.实验室检查

(1)血象白细胞计数一般正常或偏低。分类计数常见多核中性粒细胞减少而淋巴细胞增多。红细胞计数正常,血红蛋白可轻度下降。

(2)尿:黄疸出现前1～2天,尿胆红素及尿胆原阳性,黄疸期胆红素反应递增。随病情好转,逐渐转为阴性。

(3)肝功能试验:黄疸型患者血清胆红素值升高,于1～2周内达高峰,以直接胆红素增高为主。血清白蛋白与球蛋白含量正常。血清转氨酶活力明显上升,常在潜伏期后期开始增高,出现症状后急剧上升,在5～10天左右,维持数天或2周后迅速下降,恢复正常。暴发性肝炎时黄疸加深,血清胆红素急剧上升,ALT反而下降,称为"酶胆分离",是病情凶险的征兆。

(4)特异性血清学检查:甲肝特异性IgM抗体(抗-HAV-IgM)出现早,一般在黄疸出现时即可测出。3～4个月大部分消失。抗-HAVIgG在急性期后期和恢复期早期出现,它在人体内持续多年,当恢复期抗-HAVIgG滴度比急性期≥4倍升高时,可以诊断甲肝。甲肝患者在潜伏期末期和急性期早期,可从粪便提取液中测到甲肝病毒抗原(HA-Ag)及HAV颗粒。

(二)治疗

无特效药物,主要为支持疗法,应以休息为主,辅以适当饮食及药物。由于运动劳累会减少肝脏血流量,增加肝脏负担,故急性期应卧床休息。

饮食以清淡、高热量的食物为主。对厌食、严重呕吐不能进食者,可酌情静脉输液补充营养。病程中禁止使用肝脏毒性药物,如砷剂、锑剂、吗啡等。保肝药物不宜使用过多,可选用维生素C、复合维生素B或肌苷、葡醛内酯(肝泰乐)等。一般不宜使用肾上腺皮质激素。

甲肝患者,尤其是儿童、青壮年患者大多能自然康复。对年老体弱或原有肝病合并妊娠、慢性酒精中毒者应密切观察,并采取相应治疗方法。

(三)预防

急性期患者隔离期的长短存在不同意见。我国规定自发病日算起,隔离不少于30天,托幼机构隔离40天,患者用品应严格消毒。

加强饮食、饮水、环境卫生,包括粪便的管理。强调饭前便后洗手。推行分餐制。餐具应煮沸或蒸汽消毒至少20分钟后再用。

丙种球蛋白有一定预防效果。通常幼儿1ml,儿童2ml,年长儿童及成人3ml

肌内注射,1个月后重复1针,保护效果可维持6个月。在接触后7天内使用,可防止发病,减轻病情或缩短病程。

甲肝减毒活疫苗及灭活疫苗已取得进展,并逐步应用于临床。

二、乙型病毒性肝炎

(一)诊断

1.临床表现

潜伏期45～160天。急性乙型肝炎的临床症状与甲型肝炎相同,但起病较缓,除一般肝炎症状外,乙型肝炎较甲型肝炎有更多的肝外表现。可有皮疹、局灶性肾炎、关节炎、结节性多动脉炎等。急性患者尚可出现心电图异常、胸腔积液、再生障碍性贫血、急性溶血等表现。不少患者无症状,仅在健康检查或诊治他病时偶被发现。肝肿大有压痛,少数脾肿大,肝功能改变较轻,多为单项ALT增高。一般在3个月内恢复,部分患者易发展为慢性肝炎。

慢性迁延性肝炎(慢迁肝)病情轻,有乏力、食欲不振、肝区不适和肝肿大等主要表现,多无黄疸、蜘蛛痣、脾肿大及肝外表现,肝功能检查仅为单项ALT轻度或反复异常,病程可迁延数年,多为自限性,少数可转为慢性活动性肝炎(慢活肝)或肝硬化。

慢性活动性肝炎(慢活肝)起病缓慢或隐袭。食欲不振、腹胀、乏力等症状显著,伴轻度黄疸、肝病面容、蜘蛛痣和肝掌。可有肝外表现。肝肿大,质地偏硬,进行性脾肿大。肝功能有多项持续反复异常。可出现自身抗体持续升高。肝活检可确诊。

2.诊断方法

临床诊断原则同甲型肝炎。必须综合以下资料进行全面分析:①流行病学资料,如注射史、接触史等。②临床症状和体征。③实验室检查。④其他特殊检查,如B超、肝活检等。确诊最常用的方法是用免疫学方法检测血清中HBV感染标志,检测这些标志物对于乙肝诊断、鉴别诊断以及传染性、病期、预后的估计和疗效判断等都有重要价值。目前,检查乙肝免疫标志物常用的方法为酶联免疫吸附试验(ELISA),放射免疫法则更为敏感,但要求一定设备条件。用12SIHBV-DNA探针作分子杂交测定血清中HBV-DNA,是诊断HBV感染最可靠、灵敏的方法。

病程超过半年尚未痊愈,病情较轻者可诊断为慢性迁延性肝炎。可行肝穿刺活检。如病情较重,肝活检可见碎屑状肝细胞坏死或桥形坏死,可诊为慢性活动性肝炎。

（二）治疗

急性乙型肝炎治疗原则同甲型肝炎，以休息、营养为主，辅以适当护肝药物，避免饮酒、过劳和使用对肝脏有损害的药物。使用护肝药物的目的是调整组织代谢，祛除肝内脂肪沉积，改善肝脏的循环，促进肝细胞再生，防止肝纤维化。这类药物多数通过肝脏代谢，过多使用保肝药物，可增加肝脏负担，对肝炎恢复不利。可辅以中医中药治疗，辨证施治。中西药疗效无明显差异。

目前无消除乙型肝炎病毒颗粒或 HBsAg 的特异药物。急性患者不需使用干扰素、免疫抑制药。对慢性肝炎，可给予抗病毒药物，包括干扰素和口服抗病毒药物，根据病情可给予免疫抑制药和免疫调节药，如 HBV 特异性免疫核糖核酸、转移因子、胸腺肽等。

（三）预防

1.隔离患者

隔离期自发病日起不少于 30 天，但由于乙肝和甲肝不同，部分患者可存在慢性病毒携带状态，其隔离期限应参考有关传染性标志物的检测来决定。对于无症状的 HBsAg 携带者，可坚持日常工作，但不能献血，饮食行业人员、保育员应调换工作。本人应注意个人卫生和经期卫生，防止唾液、血液和其他分泌物污染周围环境。对于 HBsAg 阳性的儿童入托，应与 HBsAg 阴性的儿童分班管理。

2.切断传播途径

由于乙型肝炎主要是通过注射途径、母婴传播和生活密切接触传播。因此，除了加强个人卫生与公共卫生管理外，应加强医院隔离消毒，防止交叉感染，各项治疗.和预防注射实行一人一针，各项医疗器械和用具（如采血针、针灸针、手术器械、各种内镜、口腔科钻头）应实行一人一用一消毒。排泄物、污水及化验室残余标本均应消毒后再排放。加强血液制品的管理，如 HBsAg 阳性者的血液和含人体成分的生物制品则不得出售和使用。

3.保护易感者

主要对象是 HBV 易感人群，尤其是 HBsAg 阳性母亲所生新生儿的预防。

（1）被动免疫：高效价乙肝免疫球蛋白（HBIG）对阻断 HBV 母婴传播有一定效果，婴儿出生后立即肌注 HBIG 0.5ml，或于出生时、1 个月、3 个月龄时各注射 1 次，其有效率分别为 42％和 71％，必须指出，HBIG 必须在婴儿出生后 6～12 小时肌注，超过 24 小时其保护效果随时间延长而降低。

（2）主动免疫：乙肝灭活血源疫苗能有效地阻断 HBV 感染，且无严重的不良反应。新生儿免疫后抗-HBs 阳性率 90％以上,保护效果达 70％～80％。对于阻断母婴传播,以婴儿出生后 24 小时内注射效果较好,免疫后抗-HBs 可持续 5 年或以上。方法多采用 0、1、6 个月共 3 针(免疫时间 2 年),每针 10μg～20μg(HBsAg)为宜,但母亲 HBeAg 阳性者,每针 30μg 效果更佳。

除了血源疫苗,重组基因疫苗亦较常用,其效果与血源疫苗相同,3 针免疫后抗-HBs 阳转率可达 95％左右。

(3)被动-主动免疫:HBeAg 阳性母亲,由于携带 HBV 量大,故主张对其所生新生儿,于生后 12 小时内肌注 HBIG 1ml,并于出生时、1 个月和 6 个月龄时各肌注乙肝疫苗 1 针,以提高保护效果。

三、丙型病毒性肝炎

指肠道外传播的非甲非乙型肝炎,是由丙型肝炎病毒引起的传染病,呈全世界分布,主要通过输血或血制品传播,尤其反复输入多个献血员血液或血制品更易发生。

(一)诊断

本病潜伏期为 2～26 周,平均 7.4 周。临床表现为全身倦怠、发热、恶心、呕吐、黄疸、食欲不振等,与甲肝及乙肝相似,但症状较轻,一部分患者可以无临床症状,仅在健康体检时发现。

丙型肝炎,尤其是输血后丙型肝炎,其临床症状和肝功能异常的程度一般轻于甲型肝炎和乙型肝炎,但其血清 ALT 值呈双峰性或多峰性变动,慢性化率明显较高。在免疫功能健全的成人感染 HCV 时,同 HBV 感染不同,除引起一过性感染(急性肝炎)外,还可引起持续感染,从而导致健康带毒者以及慢性肝炎、肝硬化和肝细胞癌等多种病变。

根据流行病学,临床表现及血清中抗-HCV 阳性可以确立诊断。

(二)治疗

急性丙型肝炎的治疗同乙型肝炎。对慢性丙型肝炎可给予聚乙二醇干扰素治疗,每周 1 次,疗程 1 年,约 50％的患者有效,但停药后半数病人复发,目前正有直接口服抗病毒药物上市,治愈率高。

(三)预防

丙型肝炎的预防方法与乙型肝炎相同。目前,我国预防丙肝的重点放在对献血员的管理,加强消毒隔离制度,防止医源性传播。对献血员进行抗-HCV 筛查,可排除85％具有 HCV 传染性的献血员,从而明显降低输血后丙型肝炎的发病率。由于献血员抗-HVC 阳性率与 ALT 水平和抗-HBc 是否阳性有关,ALT 异常和抗-HBc 阳性者抗-HCV 阳性率明显高于 ALT 正常和抗-HBc 阴性者,因此在目前尚无条件进行抗-HCV 筛查的地区,可对献血员作 ALT 和抗-HBc 的筛查。排除上述两项指标的献血员后,输血后丙肝发病率可下降61.2％。

目前两型肝炎缺乏特异性免疫预防措施。

四、丁型病毒性肝炎

丁型肝炎是由丁型肝炎病毒与乙型肝炎病毒等嗜肝 DNA 病毒共同引起的传染病。

HDV 的传播方式与 HBV 相似,以肠道外传播途径为主,例如注射、针刺、输血或血制品。因此传播丁型肝炎的高危人群主要是静脉药瘾者、多次输血者及经常接受血制品的血友病病人或血液透析患者。

(一)诊断

1.临床表现

丁型肝炎是在有 HBV 感染的人身上发生和发展的。因此,它的临床经过比单纯 HBV 感染更为复杂。HDV 感染可表现为急性或慢性化过程。丁型肝炎的临床与其他类型的肝炎相似,但一般比其他类型肝炎表现更严重些。

HDV 与 HBV 可同时感染并均表现为一过性的急性过程,也可表现为慢性化过程。HDV 感染还可发生在慢性 HBsAg 携带者或慢性乙型肝炎患者身上,表现为 HDV 急性感染过程或表现为慢性化过程反复发作。无论是重叠感染或 HBV/HDV 同时感染,一般病情较重,但有时也可仅表现为 HDV 标志物阳性而无症状。总之,它的临床类型是多样的。

(1)同时感染:指患者同时或在间隔不长的时间内感染 HBV/HDV 两种病毒,可有以下两种结果。

①急性良性 HDV 相关肝炎:临床与生化特点与单纯急性乙肝相似,偶尔可见分别表示 HBV 与 HDV 感染的两次转氨酶高峰,最后痊愈。由于急性乙肝 HBsAg 血症持续时间很短,故肝内 HDAg 仅一过性出现,血清中不出现 HDAg,抗-HD-IgM 呈低滴度短暂升高,抗-HD-IgG 不断产生。病情呈良性自限性经过。

②暴发型肝炎:如急性乙肝病毒血症时间延长,HBV 复制活跃,有利于 HDV 的持续复制。因此,在 HBV 引起的肝损害基础上,加上 HDV 所致的肝损害,使病

变加剧而诱发暴发性肝炎。此时临床症状重,病死率高。肝内 HDAg 持续时间延长,血中可出现短暂的 HDAg 血症,早期出现抗-HD-IgM,随后出现抗-HD-IgG。后者可能在 HBsAg 清除之后持续数月或数年。目前认为 HDAg 与肝损害的程度相关,肝坏死显著时,血清中才能测出 HDAg,它是反映病情严重性的标志。

（2）重叠感染:指慢性 HBsAg 携带者及慢性乙型肝炎或肝病患者发生 HDV 感染。特点为 HBV 感染已慢性化,已建立的 HBV 感染可支持 HDV 大量复制,导致慢性肝炎病情加重,也可形成暴发性肝炎,少数为急性自限性肝炎。

①自限性肝炎:临床上少见,症状轻,病程短,有自限倾向。患者先在肝内出现 HDAg,随后出现 HDAg 血症。继之血清出现抗-HD-IgM 和抗-HD-IgG,HDV 清除后,抗-HD-IgM 滴度下降,抗-HD-IgG 可高水平持续多年。此型见于 HBsAg 携带者感染 HDV。

②慢性活动性肝炎:重叠感染后演变为慢活肝,病情严重,呈进行性发展,预后极差,可发展为肝硬化,或病情突然恶化死亡。患者肝细胞核中 HDAg 可持续检出,血清抗-HD-IgM 与 IgG 呈高滴度,持续不降。

（3）暴发型肝炎:从起病到发展为重症肝炎在 1 个月以内。HDV 感染是发展成重型肝炎的促进因素。

2.实验室检查

丁型肝炎的诊断依据是在血清和肝脏中检测到抗-HD 和 HDAg。抗-HD-IgM 阳性,为急性 HDV 感染。HBV 与 HDV 同时感染者,抗-HD-IgM 呈一过性或持续时间不长;重叠感染者抗-HD-IgM 常持续较长时间或呈波动性。抗-HD-IgM 滴度升高伴肝功能异常,提示病情加重。慢性化者则 HDAg,抗-HD-IgM、HDV 的 RNA 和 HBV 的 DNA 持续阳性,病程进展迅速,预后差。

（二）治疗和预防

目前无特效治疗。皮质激素治疗无效。应用 γ-干扰素治疗慢性丁型肝炎可有效地抑制 HDV 复制及 HBV 复制,长期疗程可改善病情。尚需长期观察远期效果。

预防丁型肝炎应先从预防乙型肝炎做起,在高危人群中接种乙肝疫苗可以预防乙肝,也同时预防丁肝。

在 HBsAg 携带者中预防丁型肝炎的发生,除了避免接触外,尚无法预防 HDV 感染。在国外重叠感染多发生于静脉药瘾及性乱者中,在我国主要是通过血液传播,如注射器、输血或血制品等,密切接触也有可能引起感染,故应防止这些途径的传播。

第二节 药物性肝病

药物性肝病是指可直接或选择性地损害肝细胞的药物对肝脏的毒性损害或机体对药物产生的特异质性反应。

一、病因及发病机制

造成药物性肝病的药物分为直接肝毒剂和特异质反应性肝毒剂。前者引起的肝损害与用药剂量呈正相关,潜伏期短,常能复制出动物模型;后者引起的肝损害仅在用药后对该药敏感的个体中发生,其潜伏期长,肝损害与用药剂量无关,不能复制出动物模型,发病于给药前难以预测。临床上一般将药源性肝病的发病机制主要归纳为药物对肝脏的毒性损害以及机体对药物的特异质性反应两个方面,后者又进一步分为代谢异常和变态反应两型。此外,药物干扰肝细胞的血液供应也会进一步加重肝损害。药物对肝脏损害可能是几个机制共同作用,或以某个机制为主所致。

二、临床表现

1.急性药物性肝病表现

国际药源性肝病协调会议建议根据血清丙氨酸氨基转移酶(ALT)或碱性磷酸酶(ALP)的升高程度,以及 ALT/ALP 的比值(R)分型:

(1)ALT 大于正常上限的 2 倍且 R≥5 时为急性肝炎型。

(2)AIP 大于正常上限的 2 倍而 R≤2 时为肝内胆汁淤积型。

(3)ALT 和 ALP 均高于正常上限 2 倍而 R<5 时定为混合型。

2.慢性药物性肝病表现

慢性药物性肝损害的种类较多,可有慢性药物性肝炎、慢性肝内胆汁淤积、脂肪肝、肝磷脂沉积症、胆管硬化症、肝紫斑病、肝静脉血栓形成、肝小静脉闭塞病、特发性门脉高压症、肝纤维化和肝硬化、肝肿瘤等。一些药物可产生不止一种损害,如口服避孕药可引起胆汁淤积、肝紫斑病、Budd-Chiari 综合征等。

三、入院检查

1.生化检查

急性和慢性药物性肝病中均可见血清转氨酶（ALT、AST）明显增高，有 ICG 和凝血酶原时间延长。脂肪肝型和慢性肝内淤胆型碱性磷酸酶可有增高；慢性肝炎型胆红素、γ 球蛋白异常，血清 IgG、IgM 增加，自身抗体如抗核抗体、抗平滑肌抗体和抗红细胞抗体可呈阳性；急性肝内淤胆型血象中可见嗜酸粒细胞增多。

2.B超检查

B 超检查有助于慢性药物肝病中脂肪肝、肝硬化、肝紫斑病、肝肿瘤等的诊断。

3.肝活检

肝活检是确诊慢性药物肝病肝肉芽肿，肝硬化、肝肿瘤、脂肪肝型的重要手段。

四、诊断与鉴别诊断

（一）诊断

药物性肝损害的诊断可根据服药史、临床症状、血象、肝功能试验、肝活检以及停药后的效应做出综合诊断，特别应注意投药剂量、疗程、有无合并用药、服药和出现有肝损害的时间关系、是否合并其他肝外表现（皮肤、黏膜、血象、肾、关节等）。对于过敏型的药物性肝损害，应用药物致敏的巨噬细胞或白细胞移动抑制试验和/或淋巴细胞转化试验（3H-胸腺嘧啶标记），在部分病例可得到阳性结果。

药物性肝病的诊断标准：

（1）肝脏损害出现在用药后 1～4 周内，但也可于服药数月后才出现肝病的表现，少数的潜伏期可更长。

（2）初发症状可有发热、皮疹、瘙痒等过敏现象。

（3）周围血液内嗜酸粒细胞大于 6％。

（4）有肝内胆汁淤积或肝实质细胞损害的病理和临床表现。

（5）淋巴母细胞转化试验或巨噬细胞（白细胞）移动抑制试验阳性。

（6）HBsAg、抗 HBc、抗-HAV（IgM 型）、抗 HCV、HDV 和 HEV 阴性。

（7）偶然再次给药后又发生肝损害。

凡具备上述第 1 条，加上（2）～（7）条中任何两条，即可考虑为药物性肝病。

（二）鉴别诊断

1.病毒性肝炎

病毒性肝炎无使用损肝药物史,肝炎病毒的病原学检查等有助于鉴别。

2.肝外阻塞性黄疸

淤胆型药物性肝病与肝外阻塞性黄疸的鉴别有赖于详细询问病史、各种过敏表现及 B 超、CT、MRI、逆行胰胆管造影等检查而鉴别。

3.肝硬化

肝硬化有慢性肝炎、血吸虫感染、长期酗酒等病史,肝功能、B 超、CT、肝脏活体组织检查等有助于鉴别。

五、诊治原则

1.药物性肝损害

药物性肝损害目前尚缺乏特异的治疗方法,其处理对策以预防为主、定期监测、早期诊断、早期治疗。

2.轻症

轻症病例在停用药物或脱离暴露后,通常不需任何治疗,病变可自然消散;有症状者可对症处理或给予一般口服药物;对有明显肝损害者,应立即停药,根据具体情况,采取相应措施。

六、治疗措施

1.一般治疗

卧床休息,维持正氮平衡,给予高热量、高蛋白饮食。食欲差可静脉补充葡萄糖、维生素 B 族和维生素 C;有出血倾向时可加用维生素 K 等。维持水电解质酸碱平衡,在无额外液体丧失的情况下,每日输液量为前一日尿量加 500ml～700ml,在无少尿情况下,宜常规补充氯化钾 4～6g;应用促肝细胞生长因子,能刺激肝细胞 DNA 合成及促进其再生,常予 200mg/d 加于葡萄糖内静脉滴注;保护和修复细胞膜系统,常用易善力,该药含有人体内不能合成的"必需磷脂(EPL)"即多烯磷脂酰胆碱(PPC),可结合于肝细胞膜结构中,对肝细胞再生和重建具有非常重要的作用,能明显减轻中毒性肝损害的组织学变化及改善其肝功能。应用易善力针剂 500mg 加入 5%或 10%葡萄糖液 250ml 中静脉滴注,1 次/日。

2.停药

停药一旦诊断药物性肝损害,应立即停用有关药物或可疑的药物,对化学结构相似的药物亦属禁忌。确定经口摄入的药物在短期内尚未充分吸收者,宜插鼻胃管反复洗胃;口服硫酸镁导泻;口服活性炭吸附毒物。可阻断肝毒素的肝肠循环,清除胃肠残留的药物。

3.促进体内药物的清除

促进体内药物的清除根据药物在体内的分布状况,可采取不同的清除对策。

4.血液透析

血浆药物浓度高、分布容积低时,宜采用装有活性炭微囊的血液灌流装置进行血液透析,以促进体内肝毒物的清除;对摄入毒蕈在 14~94 小时以内的患者,用血液透析法可促进肝毒物的清除。

5.渗透性利尿

渗透性利尿对于血浆药物浓度低,其分布容积却很高时,采用血液透析无效,宜采用渗透性利尿(甘露醇)。例如对摄入毒蕈 94 小时以后的患者,血中含量已甚微,此时血液透析治疗清除毒物的作用甚微,宜及时应用渗透性利尿剂。

6.特殊解毒药

特殊解毒药如异烟肼引起的肝损害可用较大剂量的维生素 B_6 静脉滴注,对乙酰氨基酚引起的肝坏死可用 N-乙酰半胱氨酸解毒。用法:初次口服140mg/kg,以后 70mg(kg·4h),共 72 小时;首次静滴 150mg/kg(加在 5％葡萄糖注射液 200ml 内静滴 15 分钟),以后静滴 50mg/kg(500ml/4h),最后 100mg/kg(1000ml/16h)。

7.口服小剂量泼尼松

泼尼松可减轻毛细胆管的炎症,增加胆汁流量,但因激素有不良反应,使用期不宜过长,可同时服用消胆胺,以置换胆酸盐而阻断"肠肝循环",减少胆酸的再吸收,能明显地降低血中胆酸盐浓度,对消除瘙痒疗效较好,常用剂量 30mg,早晚各 1 次;丙谷胺有促胆汁分泌作用,对退黄和止痒疗效较好,用量 0.2g,每日 3 次(餐前 30 分钟);甘利欣有退黄作用.用量 30ml 加入葡萄糖注射液中静滴,每日 1 次,也可用 10％门冬酸钾镁静脉点滴;对胆汁淤滞型者给予苯巴比妥,能使黄疸消退,每次口服 30~60mg,一天 4 次,与胆酪胺合用疗效更佳。黄疸重者亦可应用中药茵栀黄注射液静脉滴注。

8.还原型谷胱甘肽(GSH)

对某些药物性肝病有较好疗效。药物经药酶系统生成的反应性代谢物亲电子物质及自由基,均在消耗细胞内谷胱甘肽(GSH)基础上,才发挥其肝毒性作用。

GSH 是一种含硫基（GSH）的低分子量化合物，占肝细胞可溶部分巯基的 90% 以上，占肝细胞各种巯基总量的 30% 以上。GSH 是体内代谢清除亲电子物质及自由基的最关键成分，药物及毒物引起肝损害，都是在耗竭 GSH 的情况下，最终才与细胞内的大分子结合引起肝损害。

因此促进体内 GSH 合成或提供外源的 GSH，将可阻断或减轻药物的致肝损害作用。一般病例可给予 300mg 肌注，每日 1 次。重型病例可每日静滴 600～1200mg，2～4 周为一疗程。

9.急性肝功能衰竭

治疗原则基本上同暴发性肝炎，对乙酰氨基酚等引起者可用人工肝装置或人工肾清除药物。

10.肝性脑病或出血等并发症

按肝性脑病、出血等对症处理。

11.肝移植

药物性肝病出现黄疸时，发生急性肝功能衰竭的危险性为 20%.而在病毒性急性黄疸性肝炎中，发生急性肝功能衰竭的危险性仅 10%，这提示药物性肝病出现较明显的临床表现时，其预后较相应的病毒性肝炎者严重。一般说来，血清胆红素高于 300μmol/L，凝血酶原时间超过 50 秒，临床诊断为药物性急性肝功能衰竭，估计上述常规治疗难以奏效时，宜积极准备肝移植，尽可能在严重并发症（如脑水肿、功能性肾衰竭）出现前进行。

七、出院医嘱

避免再次服用有关药物和可疑药物。

第三节　酒精性肝病

酒精性肝病是由于长期大量饮酒所引起肝脏疾病。初期通常表现为脂肪肝，进而发展为酒精性肝炎和酒精性肝硬化。严重酗酒可诱发广泛肝细胞坏死甚至肝功能衰竭。

一、诊断标准

1.病史

有长期饮酒史,一般超过 5 年,折合乙醇量,男性≥40g/d,女性≥20g/d,或 2 周内有大量饮酒史,折合乙醇量>80g/d。

乙醇量换算公式:乙醇量(g)＝饮酒量(ml)×乙醇含量(%)×0.8

2.临床表现

(1)症状:可无症状,也可有乏力、肝区痛和食欲减退、恶心、腹胀、腹泻等消化不良症状;发展到肝硬化阶段出现其相应症状。严重者发生急性肝功能衰竭。

(2)体征:多数肝肿大,轻度压痛,部分患者出现肝掌、蜘蛛痣、黄疸、脾肿大,晚期出现肝硬化相应的体征。

3.实验室检查

(1)肝功能检测:血清 AST、ALT、GGT 升高,AST/ALT 比值升高(>2 有助于诊断),AKP 升高,血清总胆红素升高,凝血酶原时间延长。禁酒后上述指标明显下降,一般 4 周内基本恢复正常。血清白蛋白(A)、血清白蛋白/球蛋白(A/G)比值降低。

(2)平均红细胞容积(MCV)升高。

(3)血脂紊乱甘油三酯(TG)、总胆固醇(TCH)、低密度脂蛋白(LDL)升高,高密度脂蛋白(HDL)减低,载脂蛋白(ApoA、ApoB)升高。

(4)联合检测:肝纤维化参考指标包括透明质酸、Ⅲ型胶原、Ⅳ型胶原、层黏蛋白等。

4.影像学诊断

(1)B 超诊断。

①肝区近场回声弥漫性增强,远场回声逐渐衰减。

②肝内血管结构显示不清。

③肝脏轻度至中度肿大,边角圆钝。

④彩色多普勒血流显像提示肝内血流信号减少或不易显示。

⑤肝右叶包膜机横膈回声不清或不完整。

B 超脂肪肝严重度判定标准如下。

轻度脂肪肝:具备上述第 1 项和第 2~4 项中 1 项者。

中度脂肪肝:具备上述第 1 项和第 2~4 项中 2 项者。

重度脂肪肝:具备上述第 1 项和第 2~4 项中 2 项及第 5 项者。

(2)CT 诊断弥漫性肝脏密度减低,肝/脾 CT 比值≤1。弥漫性肝脏密度减低,肝/脾 CT 比值≤1,但>0.7 者为轻度;肝/脾 CT 比值<0.7,但>0.5 者为中度;肝/脾 CT 比值≤0.5 者为重度。

(3)肝活检组织病理学诊断酒精性肝病病理组织学特点为大泡性或大泡性为主伴小泡性肝细胞脂肪变性,根据肝组织是否伴有炎症反应和纤维化分为以下类型。

①单纯性脂肪肝根据肝细胞脂肪变性占据所获取肝组织标本量大小范围分为 4 度(F_0~F_4)。

②酒精性肝炎肝纤维化根据炎症程度分为 3 级(G_0~G_3);根据纤维化的范围和形态分为 4 期(S_1~S_4)。

③酒精性肝硬化肝小叶结构完全毁损,代之以假小叶形成和广泛纤维化,大体为小结节性肝硬化。根据纤维间隔有否界面性肝炎,分为活动性与静止性。

5.临床分型

符合酒精性肝病临床诊断标准者,临床分型如下。

(1)轻型酒精性肝病实验室检查、影像学和病理组织学检查基本正常或轻微异常。

(2)酒精性脂肪肝影像学检查符合脂肪肝诊断标准,血清 AST、ALT 或 GGT 轻微升高。

(3)酒精性肝炎血清 AST、ALT 或 GGT 升高,可有血清胆红素升高。重症乙醇性肝炎是指乙醇性肝炎合并上消化道出血、肝性脑病、肺炎、急性肾功能衰竭及(或)伴内毒素血症者。

(4)酒精性肝纤维化症状和影像学不典型、未做病理组织学检查时,应结合饮酒史、肝纤维化血清学指标、GGT、AST/ALT 比值、血脂、铁蛋白、α_1 巨球蛋白、稳态模式胰岛素抵抗等综合指标判断。

(5)酒精性肝硬化有肝硬化的临床表现和血清生化检验指标的改变。

二、治疗原则

1.戒酒

戒酒为治疗基本措施。注意戒酒过程中戒断综合征,包括乙醇依赖者出现的神经精神症状,急性发作时常有四肢抖动和出汗,重者抽搐或癫痫样发作。

2.营养支持

制定合理的能量摄入及饮食结构调整,提供高蛋白、低脂肪饮食,适当补充维生素 B、维生素 C、维生素 K 和叶酸。

3.肝病辅助用药

酌情应用抗氧化、抗炎、抗纤维化药物,如多烯磷脂酰胆碱、维生素 E、水飞蓟素及熊去氧胆酸。但不宜同时应用上述多种药物。益生菌类制剂有助于调整肠道菌群平衡,维护肝脏功能。

4.积极防治酒精性肝硬化的并发症

如消化道出血、自发性腹膜炎、肝性脑病、肝肾综合征、肝肺综合征和肝细胞癌等。

5.肝移植术

适于肝硬化肝功能失代偿重症患者。

第四节　肝硬化

肝硬化是由一种或多种原因长期或反复作用于肝脏引起的肝脏慢性、进行性、弥漫性损害,肝细胞广泛变性坏死,残存肝细胞形成再生结节,结缔组织增生及纤维化,导致正常肝脏结构破坏、假小叶形成,在此基础上出现以肝功能损害和门静脉高压为主的临床表现。

一、病因

1.病毒感染

病毒感染在我国以病毒性肝炎为主要病因,约占肝硬化病因的 $60\%\sim80\%$,可由乙肝病毒(HBV)、丙肝病毒(HCV),或丁肝病毒(HDV)与乙肝病毒重叠感染所致的慢性肝炎演变而成,即肝炎后肝硬化。甲型和戊型病毒性肝炎不发展为肝硬化。

2.酒精中毒

欧美国家以慢性酒精中毒多见。在我国约占 15%,近年来有上升趋势。慢性酒精中毒者,由于乙醇及其中间代谢产物的毒性作用,导致肝脏胶原合成增加,久之发展为肝硬化。

3.非酒精性脂肪性肝炎

非酒精性脂肪性肝炎随着世界范围肥胖的流行,非酒精性脂肪性肝炎

(NASH)的发病率日益升高。新近国外研究表明,约 20% 的非酒精性脂肪性肝炎可发展为肝硬化。

4.胆汁淤积

肝外胆管阻塞或胆汁淤积持续存在时可引起原发性或继发性胆汁性肝硬化。

5.循环障碍

慢性心力衰竭、缩窄性心包炎、肝静脉或下腔静脉阻塞,可致肝脏长期充血,肝细胞缺氧、变性、坏死,最终发展为心源性/淤血性肝硬化。

6.药物或毒物

长期服用某些药物如双醋酚丁、甲基多巴、四环素等或接触工业毒物如四氯化碳、磷、砷等可引起药物性或中毒性肝炎,最后演变为肝硬化。

7.代谢和遗传性疾病

代谢和遗传性疾病如血色病、肝豆状核变性、a_1-抗胰蛋白酶缺乏等。

8.寄生虫感染

血吸虫卵沉积在汇管区可刺激结缔组织增生,主要引起肝纤维化。华支睾吸虫偶引起继发性胆汁性肝硬化。

9.自身免疫性肝炎

自身免疫性肝炎可演变为肝硬化。

10.营养不良

营养不良可降低肝细胞对其他致病因素的抵抗力,可能为肝硬化的间接病因。

11.原因不明

隐源性肝硬化。

二、病理

基本病理演变为:肝细胞广泛变性坏死,残存肝细胞形成不规则的再生结节,结缔组织增生形成纤维间隔,包绕再生结节或将残存肝小叶重新分割,改建为假小叶。假小叶形成是病变进入肝硬化的标志,此时肝内外血流动力学亦相应发生紊乱,形成门静脉高压。其中肝纤维化是形成肝硬化的一个关键过程。

肝硬化按结节形态分为 4 种病理类型:①小结节性肝硬化,结节较均匀,一般在 1cm 以内;②大结节性肝硬化,结节粗大不均,一般在 1~3cm;③大小结节混合型;④再生结节不明显性肝硬化,纤维间隔向小叶内伸展,但肝小叶不完全被分隔。

三、诊断

1.存在肝硬化相关病因

有 HBV 或 HCV 感染、血吸虫病、长期大量饮酒等病史。

2.肝功能损害的表现

肝病面容、消瘦、乏力、营养不良及消化道症状,如厌油、腹胀、恶心、呕吐等;出血倾向;黄疸见于半数以上患者,重度黄疸提示肝细胞有进行性或广泛坏死。内分泌失调:①雌激素增多、雄激素减少的表现,如肝掌、蜘蛛痣、男性性功能减退、乳房发育、女性闭经、月经减少;②继发性醛固酮和抗利尿激素增多;③高血糖/低血糖;④高 rT_3 血症;⑤骨质疏松或骨软化。肝脏质地坚硬有结节感,是诊断肝硬化的重要体征。

3.门静脉高压的表现

脾大及脾亢;侧支循环开放(如食管、胃底静脉曲张、腹壁静脉曲张、痔静脉扩张);腹水、胸腔积液等。

4.肝功能试验

主要为蛋白代谢异常。血清蛋白降低,球蛋白升高。其次,凝血酶原时间延长也较常见。ALT、AST 和血清胆红素升高仅用于判断病情活动性。

5.特殊检查

(1)肝纤维化指标:如检测血清Ⅲ型前胶原(PⅢP),单胺氧化酶(MAO)、脯氨酸羟化酶、胶原酶、N-乙酰-p-氨基～葡萄糖苷酶(NAC)、层黏蛋白(LN)、透明质酸(HA)等,指标异常有助于肝硬化的诊断。

(2)影像学检查:B 超检查对门静脉高压诊断较为准确,可提供肝脏外形、边缘、肝内回声及门静脉、肝静脉内径等有关信息;CT 或磁共振可发现肝脏变形、肝密度降低、肝门增宽和胆囊移位、腹水等征象;胃镜检查可发现食管胃底静脉曲张。

(3)肝活组织检查:若发现假小叶,则可确诊。

6.鉴别诊断

(1)其他原因所致肝大:主要有慢性肝炎、原发性肝癌、肝脂肪浸润及寄生虫性或代谢性疾病等。

(2)其他原因所致腹水:腹水患者尤应注意腹水病因的鉴别诊断。

(3)其他原因所致上消化道大出血:尤其是消化性溃疡、糜烂出血性胃炎,应注意的是肝硬化患者常合并存在消化性溃疡。

四、并发症

失代偿在肝硬化常出现严重并发症。主要包括：①上消化道出血，主要为食管、胃底静脉曲张破裂出血，部分患者并发消化性溃疡或急性胃黏膜病变；②肝性脑病；③感染，常见自发性腹膜炎，其他各系统感染均可发生；④功能性肾衰竭，主要表现为自发性少尿或无尿、氮质血症、稀释性低钠血症和低尿钠、肾脏无重要病理改变；⑤电解质及酸、碱平衡紊乱；⑥原发性肝癌；⑦肝肺综合征；⑧门静脉血栓形成。

五、治疗

本病无特效治疗，在早期主要针对病因或相关因素，并加强一般治疗，使病情缓解，失代偿期主要是综合治疗，防治各种并发症。

1. 一般治疗

代偿期应注意休息，失代偿期应强调卧床休息。饮食宜以高热量、高蛋白质及维生素丰富的食物为主，如有肝性脑病先兆，则应限制蛋白质摄入，重症患者应静脉补充能量和多种维生素，并给予支持治疗。

2. 药物治疗

并无特效"护肝"药物，应给予多种维生素，消化道症状明显时可给予助消化药，常用的细胞代谢促进剂如肌苷、辅酶 A、泛癸利酮、脱氧核糖核酸可选择 1～2 种。

抗肝纤维化治疗：可阻止乃至逆转纤维化进程，故目前已受到重视，可选用干扰素、秋水仙碱。秋水仙碱每日 1mg，分 2 次服，每周服药 5 天。因长期用药，需注意胃肠反应和粒细胞减少。

抗纤维化中药：可用①丹参注射液，每日 10～20ml（相当于生药 15～30g），加入 10% 葡萄糖溶液 250ml 静脉滴注，30 天一疗程，一般用 3 疗程。或丹参饮片每日 15～30g，水煎服，用 3～6 个月；②桃仁 8～15g 煎汤，每天分 2～3 次服；苦杏仁苷注射液 0.5～1.5g，加 50% 葡萄糖 500ml 中静脉滴注，隔日一次，用 3 个月；③当归每天 8～15g，水煎，分次服；④其他中药如黄芪、冬虫夏草、粉防己碱等均可选用。

对病毒复制活跃的病毒性肝炎肝硬化患者可予抗病毒治疗。

中华医学会肝病分会推荐治疗方案如下：

（1）慢性乙型肝炎。

①肝功能较好、无并发症的乙型肝炎肝硬化患者 HBeAg 阳性者的治疗指征为，HBVDNA＞105 拷贝/ml，HBeAg 阴性者为 HBVDNA≥104 拷贝/ml，ALT正常或升高。治疗目标是延缓和降低肝功能失代偿和 HCC 的发生。a.拉米夫定：100mg，每日 1 次口服，无固定疗程，需长期应用。b.阿德福韦酯：对出现 YMDD 变异后病情加重的患者有较好效果，每日 1 次，10mg 口服，无固定疗程，需长期应用。c.干扰素：因其有导致肝功能失代偿等并发症的可能，应十分慎重。如认为有必要，宜从小剂量开始，根据患者的耐受情况逐渐增加到预定的治疗剂量。

②肝功能失代偿乙型肝炎肝硬化患者，治疗指征为 HBVDNA 阳性，ALT 正常或升高。治疗目标是通过抑制病毒复制、改善肝功能，以延缓或减少肝移植的需求，抗病毒治疗只能延缓疾病进展，但本身不能改变终末期肝硬化的最终结局。干扰素治疗可导致肝衰竭，因此，肝功能失代偿患者禁用。对于病毒复制活跃和炎症活动的肝功能失代偿肝硬化患者，在其知情同意的基础上，可给予拉米夫定治疗，以改善肝功能，但不可随意停药。一旦发生耐药变异，应及时加用其他能治疗耐药变异病毒的核苷酸类似物。

（2）慢性丙型肝炎：积极抗病毒治疗可以减轻肝损害，延缓肝硬化的发展。目前美国肝病学会推荐治疗方案如下。

肝功能代偿的肝硬化（Child-PughA 级）患者，尽管对治疗的耐受性和效果有所降低，但为使病情稳定、延缓或阻止肝衰竭和 HCC 等并发症的发生，建议在严密观察下给予抗病毒治疗。方案如下：

①PEC-IFN-α 联合利巴韦林治疗方案：PEG-IFN-α-2α180μg 每周 1 次皮下注射，联合口服利巴韦林 1000mg/d，至 12 周时检测 HCVRNA。如 HCVRNA 下降幅度＜2 个对数级，则考虑停药；如 HCVRNA 定性检测为阴转，或低于定量法的最低检测界限，继续治疗至 48 周；如 HCVRNA 未转阴，但下降≥2 个对数级，则继续治疗到 24 周；如 24 周时 HCVRNA 转阴，可继续治疗到 48 周；如 24 周时仍未转阴，则停药观察。

②普通干扰素联合利巴韦林治疗方案：IFN-d3～5MU，隔日 1 次肌内或皮下注射，联合口服利巴韦林 1000mg/d，建议治疗 48 周。

③不能耐受利巴韦林不良反应者的治疗方案：可单用普通 IFN-α、复合 IFN-α或 PEG-IFN，方法同上。

（3）肝功能失代偿肝硬化患者，多难以耐受 IFN-α 治疗的不良反应，有条件者应行肝脏移植术。

3.腹水治疗

(1)限制水钠入量:每日进水量限制在 1000ml 左右,氯化钠 0.6～1.2g。应用利尿剂时,可适当放宽钠摄入量。

(2)增加水钠排出。

①利尿剂:使用原则是先单一、后联合。首选醛固酮拮抗药,无效时再加用其他利尿药物;先小量,后逐渐增量;同时谨防电解质紊乱发生。常用螺内酯(安体舒通)20～60mg,每日 2～3 次,联合用药可加用呋塞米(速尿)。使用螺内酯和呋塞米的剂量比为 100mg∶40mg。最大剂量为螺内酯 400mg/d 和呋塞米 160mg/d。

②导泻:利尿剂效果不明显或合并功能性肾衰、低钠血症者,可服甘露醇 20g,每日 1～2 次。

(3)难治性腹水的处理。

①提高血浆胶体渗透性:难治性腹水常有显著低清蛋白血症(25g/L),每周定期、多次静脉输注清蛋白可提高血浆胶体渗透压,促进腹水消退。

②扩容＋利尿:先扩容以增加肾脏血流量及肾小球过滤率,恢复利尿剂的敏感性,使腹水暂时缓解。可用 20％甘露醇快速静脉滴注(1 小时内),同时加用呋塞米。

③腹水浓缩回输:利用自身腹水中的蛋白提高有效血容量,每次放出腹水5000ml,浓缩处理(超滤或透析)成 500ml 静脉输注。应防治感染、电解质紊乱等不良反应。

④腹腔穿刺放液加输注清蛋白:大量放腹水可暂时改善症状,但易并发电解质紊乱、感染、肝肾综合征、肝性脑病等。现主张放腹水同时输注清蛋白,并掌握适应证:a.大量腹水影响心肺功能;b.腹水压迫肾血管引起少尿、下肢水肿;③同时并发自发性腹膜炎。一般每次放腹水 4000～6000ml。同时输注清蛋白 40g,每周可进行 2～3 次。

⑤腹腔颈静脉引流:LeVeen 引流法。利用腹—胸腔压力差,腹腔放置装有单向阀门的硅管,另一端插入颈内静脉,将腹水引向上腔静脉。

⑥淋巴液引流术:肝淋巴液自肝包膜表面不断漏入腹腔是难治性腹水的重要原因,采用胸导管—颈内静脉吻合术,可增加淋巴引流量,减轻腹水的形成。治疗腹水不但可减轻症状,且可防止在腹水基础上发展的一系列并发症,如 SBP、肝肾综合征等。

⑦肝移植:顽固性腹水是肝移植优先考虑的适应证。

4.门静脉高压的外科治疗

各种分流、断流术,目的在于降低门静脉压力和消除脾亢,但应掌握适应证和手术时机。一般情况差,肝功能损害明显者,分流术易并发肝性脑病,死亡率较高。

5.并发症治疗

本文主要介绍食管、胃底静脉曲张破裂出血的处理措施。

(1)药物治疗:分两类,内脏血管收缩药物以减少门静脉血流量,血管扩张药以降低门静脉血管阻力。常用的血管收缩药物有血管加压素(VP)及衍生物、β-受体阻滞剂、生长抑素等;常用的扩血管药物有硝酸酯类、α受体阻滞剂、$α_2$受体兴奋剂、S_2受体阻断剂及钙通道阻滞剂等。

①血管加压素(VP)+硝酸酯类:在我国常用神经垂体素加硝酸甘油。神经垂体素以每分钟0.2～0.4U持续静脉滴注12～24小时,血止后减半量维持24小时。硝酸甘油按每千克体重每分钟静脉滴注0.20μg(根据患者血压以调整剂量),使用时间同神经垂体素;或舌下含服硝酸甘油0.6mg,每30分钟1次。

特利加压素(三甘氨酰赖氨酸加压素,可利新):为VP衍生物,生物半衰期较长,不良反应较VP少。首剂1～2mg静脉注射,以后每4～6小时1mg,持续36～48小时。本药亦可与硝酸甘油联用。

②生长抑素:有两种人工合成制品,施他宁为生长抑素14肽,首剂250μg静脉注射,继以每小时静脉滴注250μg,持续给药24～48小时或更长。注意滴注不能中断。奥曲肽又称善宁为生长抑素8肽。首剂100μg静注,以后每小时25～50μg,持续36～48小时。上述药物治疗期间,如患者再发出血,宜追加首次剂量1次。

③H_2受体拮抗药和质子泵抑制剂。

④抗生素的应用:可使用喹诺酮类抗生素,对喹诺酮类抗生素过敏者,可使用头孢类抗生素。

(2)三腔二囊管压迫止血:一般胃囊注气150～200ml(囊内压50～70mmHg),食管囊注气100～150ml(囊内压35～45mmHg),每1～2小时应抽吸胃内物,观察有无继续出血,24小时后,每间隔6小时放气观察30分钟,一般压迫时间为2～5天,拔管前先放气24小时,如不再出血,口服20ml液状石蜡后再拔管。因出血复发率高,目前只用于药物治疗无效的患者,或作为内镜治疗前的过渡方法,以获得内镜治疗的时机。

(3)内镜治疗:内镜下直视止血,可局部喷洒1%去甲肾上腺素、凝血酶、硬化剂、组织胶注射治疗及静脉套扎等。

（4）手术治疗：经积极的非手术疗法仍不能止血者可考虑采用分流手术或门奇静脉断流术，但分流术后肝性脑病发病率高，死亡率高。

（5）经颈静脉肝内门体静脉支架分流术（TIPS）：如内科止血治疗不理想可施行。一般多用于 Child C 级不能耐受手术或等待做肝移植的患者。

预防再次出血：在第一次出血后，70％的患者会再出血，且死亡率高，因此在急性出血控制后，应采取措施预防再出血。在控制活动性曲张静脉出血后，可以在内镜下对曲张静脉进行套扎。如果无条件做套扎，可以使用硬化剂注射。对胃底静脉曲张宜采用组织胶注射治疗。也可根据设备条件和医师经验联合使用上述内镜治疗方法。没有条件的地方可采用药物预防再出血。首选药物为 β 受体阻滞剂普萘洛尔，该药通过收缩内脏血管、降低门静脉血流而降低门静脉压力，普萘洛尔由10mg/d 开始，逐日加 10mg，逐渐加量至静息心率降为基础心率75％左右，或心率不低于 55 次/分。普萘洛尔合用 5-单硝酸异山梨醇酯可能更好降低门静脉压力。近期有报道长效生长抑素类似物可有效降低肝静脉压力梯度，试用于二级预防。

预防首次出血：对中重度静脉曲张伴有红色征的患者，需采取措施预防首次出血。普萘洛尔是目前最佳选择之一，普萘洛尔治疗的目的是降低肝静脉压力梯度至 12mmHg 以下。如果普萘洛尔无效、不能耐受或有禁忌证者，可以慎重考虑采取内镜下食管曲张静脉套扎术或硬化剂注射治疗。

六、预后

与病因、病理类型、肝功能代偿程度及有无并发症有关。肝炎性肝硬化大结节或混合性硬化，肝代偿功能差，出现一种或多种并发症者预后甚差。

第五节　原发性肝癌

原发性肝癌是一种常见的恶性肿瘤，包括肝细胞性肝癌、胆管细胞性肝癌和混合细胞性肝癌，在我国以肝细胞性肝癌为常见。

肝癌多见于 40～60 岁的男性患者，男性发病较女性高 5～10 倍，其死亡率甚高。在我国农村死亡位次仅次于胃癌，在城市仅次于肺癌。其地理分布亦有明显的特征，就世界范围来讲，非洲撒哈拉沙漠以南和东南亚发病率高；就我国而言，主要高发于江苏、广东、广西、福建、浙江、上海等东南沿海地区。这些地区的共同特点是温暖、潮湿、多雨，表明肝癌的发病与环境有密切关系。

一、病因与发病机制

肝癌的病因和其他肿瘤一样仍不十分清楚,可能与下列因素有关。

1.病毒性肝炎

乙型肝炎病毒感染为肝癌发生的主要病因,流行病学研究资料揭示,HBV 感染与肝癌发生具有地理分布的一致性。据电镜观察,肝癌细胞内可发现"病毒样颗粒"与乙型肝炎病人肝细胞内的颗粒有近似之处。目前 HBV 与肝癌的关系已获得更多证据,发现了一些病毒变种,初步揭示了肝癌的肿瘤基因谱,HBV-DNA 的整合可激活某些原癌基因、肿瘤抑制基因,如 P53 基因的缺失、变异与肝癌发生有关。丙型肝炎和肝癌的发病也有关系。

HBV、HCV 感染是原发性肝癌最重要的病因,此外还发现,合并 HIV 感染的丙型肝炎后肝硬化发生原发性肝癌的概率要低于 HCV 单独感染者,但在迟发性皮肤卟啉病患者发生原发性肝癌的直接原因则是其合并 HCV 感染。至于其他型肝炎和肝癌的关系尚不十分清楚。

2.肝硬化原发性肝癌

同时存在肝硬化者在 60％以上,国内最高达 98％,各种肝硬化均可继发肝癌,而以大结节型的坏死后性肝硬化和门静脉性肝硬化更易发生。肝硬化恶变的机制不明,可能肝硬化本身即是一种癌前病变,或者是肝硬化肝细胞的快速转换率,使的这些细胞对环境因子更加敏感,致癌因子即可引起肝细胞的损伤,在损伤修复之前,发生 DNA 复制,从而产生永久异常的细胞。

3.环境、化学及物理因素

肝癌高发区多有温暖、潮湿、多雨,表明肝癌的发病与环境有密切关系。流行病学和实验室研究证明黄曲霉毒素(AF)有较强的促肝癌作用。亚硝胺、农药有机氯类、微量元素铜锌钼等都可能和肝癌的发生有关。在江苏调查时发现,沟塘水有一种蓝绿藻产生藻类毒素亦可能是肝癌的病因之一。长期接受辐射也是导致肝细胞癌的危险因素之一。

4.遗传

肝癌高发区有时出现家族聚集现象,尤以共同生活并有血缘关系者的肝癌患病率高,可能与垂直传播有关。有研究发现肝癌可能为多基因遗传。

由于目前还没有一种因素可以解释所有肝癌的发病原因和分布情况,故肝癌的发生可能是多因素多途径多步骤引起;不同地区致癌和促癌因素可能完全不同。

哪一个是主要因素,哪一个是次要因素,以及他们的关系如何尚有待进一步研究。

二、临床表现

原发性肝癌的症状取决于病期、发展速度与并发症的发生。早期可无明显症状与体征,中晚期患者可出现下列症状和体征。

(一)症状

1.肝区疼痛

肝区疼痛呈间歇性或持续性钝痛、胀痛或隐痛,如有剧痛提示癌结节包膜下出血或向腹腔溃破。

2.恶性肿瘤的全身表现

恶性肿瘤的全身表现进行性消瘦、乏力、发热、营养不良和恶病质。

3.消化道症状

消化道症状多有食欲减退、厌油腻、恶心、呕吐、腹泻等,可能由肿瘤压迫、肝功能损害及胃肠道淤血所引起。

4.癌转移症状

转移到肺则可引起咯血、血性胸水;转移到脊柱可引起腰背痛、截瘫;转移到颅内可引起偏瘫、颅内高压;转移到左锁骨上淋巴结可触及肿大的淋巴结。

5.伴癌综合征

伴癌综合征指内分泌或代谢异常症候群,多由癌肿本身代谢异常引起。如低血糖、高血钙、红细胞增多症等。

(二)体征

肝癌的体征多为伴随的肝硬化表现,如肝脏肿大、脾脏肿大、腹水、黄疸及下肢水肿等。

1.肝脏肿大

肝脏肿大呈进行性,质地坚硬,表面呈结节状,有时局部可听到血管杂音。

2.脾脏肿大

脾脏肿大多为肝硬化引起。肿瘤压迫和癌栓也能引起淤血性脾肿大。

3.黄疸

黄疸多为肝细胞性黄疸,也可为阻塞性黄疸,为晚期征象。

4.腹水

腹水为渗出液,草黄色或血性。癌浸润腹膜是腹水常见原因。

5.其他

可听到肝区血管杂音、肝区摩擦音等。肝癌患者也常伴有肝硬化的其他表现，如肝掌、蜘蛛痣、腹壁静脉曲张等。

（三）并发症

1.肝性脑病

肝性脑病常是肝病终末期并发症，是诱发死亡的主要原因。

2.消化道出血

合并肝硬化或门静脉、肝静脉癌栓者可引起食管、胃底静脉曲张破裂出血，也可因胃肠道黏膜糜烂、凝血机制障碍而出血。

3.肝癌结节破裂出血

肝癌结节破裂出血可自发性破裂，也可由于外力作用而破裂。可引起肝区突发性疼痛，且肝脏迅速增大，严重者破入腹腔引起急腹症，导致失血性休克或死亡。

4.继发感染

肿瘤长期消耗，加上放疗和化疗后机体免疫力低下，易并发各种感染如肺炎、肠道感染、真菌感染等。

三、入院检查

1.肝癌标志物检测

（1）甲胎蛋白（AFP）检测：AFP 为目前诊断肝癌最特异的标志物，广泛用于肝细胞癌的普查、诊断、疗效判断及复发预测。正常人血清中含量小于 $20\mu g/L$。AFP 定量 $\geqslant 500\mu g/ml$，持续 4 周，或 $\geqslant 200\mu g/ml$，持续 8 周，并排除妊娠、慢性重型肝炎、生殖腺胚胎肿瘤等，即可确诊。AFP 定量如持续增高，对诊断亦有帮助。在非病毒所致的原发性肝癌，AFP 的检测对诊断更具价值。

（2）AFP 异质体：目前以扁豆凝集素（LCA）亲和免疫电泳测定 AFP 异质体的价值较高。肝癌患者 LCA 结合型 AFP 占 AFP 总量的百分比明显高于良性肝病者。

（3）α-L-岩藻糖苷（α-AFU）：肝细胞癌时 AFU 升高。对 AFP 阴性肝癌及小肝癌阳性率分别为 76％和 70％。

（4）异常凝血酶原（AP）：用放免法测定 AP，以 $\geqslant 250\mu g/L$ 为阳性。肝细胞癌患者阳性率高，而良性肝病和转移性肝癌仅少数阳性。

（5）γ-谷氨酰转移酶同工酶Ⅱ（γ-GTⅡ）：是诊断肝癌的较好标志物之一。在原发性肝癌和转移性肝癌时均较高。在小肝癌中也较高。

2.影像学检查

(1)B超检查。

①肝脏切面形态失常,主要表现为肝脏非均匀性增大,于癌肿所在部位可见肝脏局限性增大而使肝脏切面失去正常的近似三角形,切面形态变为不规则形。肝癌多伴有肝硬化,因此肝表面光带呈锯齿状或波浪状等凸凹不平的形状。

②肝脏切面内出现肿块图像,肝块回声的数目可单个或多个,形态或呈圆形、椭圆形、哑铃型等。肿块可单个孤立存在或融合成块状。大多数肿块的周边欠清晰或不清晰,肿块回声向四周呈浸润性改变,有些肿块外周可见一圈无回声的暗带称"晕环"或"声晕"。肿块回声的强度多变,可出现低回声、等回声、强回声、无回声或混合回声。

③肿块周邻可见继发征象。超声增强对比检查对诊断有较好的价值,国外已广泛应用。原理:不同性质的肝内占位性病变具有不同血管分布和血液供应的特点,因此在静脉注射血管造影剂 Levovist(半乳糖棕榈酸微粒混合物)后,超声动态观察可显示血管显影的情况,显示不同性质病变的不同血管网特点,这些特点将有助于原发性肝癌的诊断及与其他疾病的鉴别。原发性肝癌在超声增强对比检查时特征性的表现为:肿瘤的滋养血管分支较多、紊乱,造影早期很快显影(造影剂充填),延迟扫描后病灶被逐渐充填;局灶性结节性增生血管为轮辐状;腺瘤样增生动脉期少血管,延迟扫描后血管显影。

(2)核素扫描:可查出直径 3～5cm 的肝癌。血池扫描也有助于诊断。

(3)计算机 X 线断层扫描检查(CT):可查出直径 2cm 的肝癌。大部分肝癌平扫时为低密度,少数为混合密度的圆形肿块。注射造影剂增强后扫描,肝癌面积缩小,大部分肝癌表现为轻度强化或不强化,由于周围正常肝组织强化较明显,癌内有结节、分隔。绝大部分肝癌增强后密度不均匀,这与肿瘤局部坏死、肿瘤细胞脂肪变性、胆管内胆红素栓形成以及瘤内间隔强化等有关。此外可发现肝内胆管扩张,癌栓。若原有肝硬化者也可发现肝硬化的 CT 表现。

(4)核磁共振检查(MRI):应用 MRI 能清楚显示肝细胞癌内部结构特征,对发现子瘤和瘤栓有价值。在 T_1 加权图像上原发性肝癌可呈低信号、高信号和等信号。T_2 加权图像不同回波显示肿瘤呈不均匀高信号,随回波时间延长信号强度衰减,信号更为不均匀。

(5)X 线肝血管造影:可显示直径 1～2cm 的癌结节,呈现新生的肿瘤血管、肿瘤染色或门静脉癌栓。阳性率达 87%,结合 AFP 检测,可诊断小肝癌。术前造影可明确肿瘤部位,估计切除范围,因此,有指导手术治疗的意义。但这项检查对少血管型显示较差。造影检查有一定的创伤性,一般在 B 超或 CT 检查之后进行。

(6)数字减影肝动脉造影(DSA):是近数年来用于临床的血管造影新方法。通过电子计算机进行一系列图象数据处理,将影响清晰度的脊柱、肋骨等阴影减除,使图象对比度增强,可清楚显示 1.5cm 直径的小肝癌灶,是目前最好的小肝癌定位方法。

3.肝穿刺活体组织检查

肝穿刺活体组织检查在 B 超或 CT 引导下进行癌结节穿刺活检是确诊肝癌最可靠的方法。但有出血、种植转移的危险性。

四、诊断与鉴别诊断

(一)诊断标准

1.病理诊断标准

肝组织学检查证实为原发性肝癌,或肝外组织学检查证实为肝细胞癌。

2.临床诊断标准

第八届全国肝癌学术会议于 2001 年 9 月提出的新的原发性肝癌标准:

(1)AFP＞400μg/L,能排除妊娠、生殖系胚胎源性肿瘤、活动性肝病及转移性肝癌,并能触及肿大、坚硬及有大结节状肿块的肝脏,或影像学检查具有肝癌特征性占位性病变。

(2)AFP≤400μg/L,能排除妊娠、生殖系胚胎源性肿瘤、活动性肝病及转移性肝癌,并有两种影像学检查具有肝癌特征性占位性病变,或有两种肝癌标志物(DCP、γ-GTII、AFU 及 CA19-9 等)阳性及一种影像学检查具有肝癌特征性占位性病变。

(3)有肝癌的临床表现并有肯定的肝外转移病病灶(包括肉眼可见的血性腹水或在其中发现癌细胞)并能排除转移肝癌。

(二)临床分型与分期

1.国际 TNM 分期(1997 年)与原发性肝癌 TNM 分期

(1)TNM 分期。

T_0:无原发肿瘤的证据;

T_1:单个肿瘤结节,最大直径≤2cm,无血管浸润;

T_2:单个肿瘤结节,最大直径≤2cm,伴血管浸润;或单个结节,最大直径＞

2cm,无血管浸润;或局限于一叶的多个肿瘤结节,最大瘤结节直径≤2cm,无血管浸润;

T_3:单个肿瘤结节,最大直径≥2cm,伴血管浸润;或局限于一叶的多个肿瘤结节,最大直径>2cm,伴或无血管浸润;

T_4:超过一叶的多发肿瘤;或肿瘤侵犯门静脉或肝静脉的主要分支;

N_0:无局部淋巴结转移;

N_1:有局部淋巴结转移;

M_0:无远处转移;

M_1:有远处转移。

(2)根据 T、N、M 不同情况的原发性肝癌的 TNM 分期。

Ⅰ期:$T_1N_0M_0$;

Ⅱ期:$T_2N_0M_0$;

ⅢA 期:$T_3N_0M_0$;

ⅢB 期:$T_{1\sim3}N_1M_0$;

ⅣA 期:$T_4\,0\sim1M_0$;

ⅣB 期:$T_{1\sim4}N_0lM_0$;

2.我国分型分期方案

(1)1977 年全国肝癌防治研究协作会议制定的分型分期方案:

1)分型。

单纯型:临床和化验无明显肝硬化表现;

肝硬化型:有明显肝硬化征象和化验表现;

炎症型:病情发展快,伴有持续癌性高热或谷丙转氨酶持续升高 1 倍以上。

2)分期。

Ⅰ期(早期、亚临床期):无明确肝癌症状和体征;

Ⅱ期(中期):超过Ⅰ期标准而无Ⅲ期证据;

Ⅲ期(晚期):有明确恶病质、黄疸、腹水或广泛转移之一。

(2)1999 年全国肝癌学术会议提出的分期标准。

Ⅰ期:也称亚临床期,主要通过对高危人群 35~65 岁,有肝炎病史 5 年以上和(或)HBsAg 阳性者进行甲胎蛋白(AFP)及超声普查而发现。患者无自觉症状,除 AFP 低浓度升高及影像学检查有位于一个肝叶内单个或两个≤5cm 癌结节外,其他各项检查均正常。无门静脉癌栓、无淋巴结肿大及远处转移。

Ⅱa 期:患者已有肝癌的症状和体征,各项辅助检查已出现异常改变。影像学检查于一个肝叶内有单个或两个 5～10cm 肿块,或在两个肝叶内有单个或两个≤5cm 癌结节,无门静脉癌栓、无淋巴结肿大及远处转移。

Ⅱb 期:影像学检查于一个肝叶内有单个或两个≥10cm 或三个≤10cm 的肿块,或在两个肝叶内有两个或单个≤5～10cm 肿块。可有门静脉癌栓,其他与Ⅱa 期相同。

Ⅲ 期:肿瘤超出Ⅱb 期标准,或虽未超出Ⅱb 期标准,但伴有门静脉主干癌栓、肝内或腹腔内淋巴结肿大、远处转移之一者。

(3)2001 年全国肝癌学术会议上参照 UICC 的分期标准,并结合肝功能情况拟订了新的分期标准,供临床采用,并在实践中不断加以完善:

Ⅰa 期:单个肿瘤最大直径≤3cm,无癌栓、腹腔淋巴结及远处Ⅰb 期:单个或两个肿瘤最大直径之和≤5cm,位于半肝,无癌栓、腹腔淋巴结及远处转移;肝功能分级 Child A。

Ⅱa 期:单个或两个肿瘤最大直径之和≤10cm,位于半肝,或单个或两个肿瘤最大直径之和≤5cm,位于左、右两半肝,无癌栓、腹腔淋巴结及远处转移;肝功能分级 Child A。

Ⅱb 期:单个或两个肿瘤最大直径之和>10cm,位于半肝,或单个或两个肿瘤最大直径之和>5cm,在左、右两半肝,或多个肿瘤无癌栓、腹腔淋巴结及远处转移;肝功能分级 Child A。肿瘤情况不论,有门静脉分支、肝静脉或胆管癌栓和(或)肝功能分级 Child C。

Ⅲa 期:肿瘤情况不论,有门静脉主干或下腔静脉癌栓、腹腔淋巴结或远处转移之一;肝功能分级 Child A 或 B。

Ⅲb 期:肿瘤情况不论,癌栓、转移情况不论;肝功能分级 Child C。

(三)鉴别诊断

1.肝硬化、肝炎

原发性肝癌多发生在肝硬化的基础上,两者鉴别常有困难。若肝硬化病例有明显的肝肿大、质硬的大结节、或肝萎缩变形而影像学检查又发现肝内占位性病变,就高度提示肝癌。AFP 的变化有鉴别诊断价值,肝硬化者 AFP 呈一过性升高,且往往伴有转氨酶显著增高,肝癌的 AFP 持续升高,往往超过 $500\mu g/L$。肝病活动时血清 AFP 往往呈短期升高,定期多次随访测定血清 AFP 和 ALT 并进行分析:如①二者动态曲线平行或同步升高,或 ALT 持续升高至正常的数倍,则活动性肝病的可能性大;②二曲线分离,AFP 升高而 ALT 正常、轻度升高或降低,则多考虑原发性肝癌。有时小肝癌和肝硬化再生大结节很难区别,甚至病理学上异型增生和小肝癌也难于区别,近年来有学者提出端粒酶的分布有助于异型增生和小肝癌的鉴别。

2.继发性肝癌

原发于胃肠道、呼吸道、泌尿生殖道、乳房等处的癌肿常可转移至肝脏。这类继发性肝癌与原发性肝癌比较,前者发病较缓慢,症状较轻,AFP 检测除少数原发于消化道的癌可呈阳性外,一般为阴性,在 B 超声像图上继发性肝癌多表现为数个孤立的异常光团,肝脏的形态无显著改变。少数继发性肝癌很难与原发性肝癌鉴别,确诊的关键在于病理检查和找到肝外原发癌的证据。

3.肝脏良性肿瘤性疾病

肝血管瘤、多囊肝、肝包囊虫病等疾病鉴别,用核素血池扫描和 B 型超声检查、CT、MRI 检查及 AFP 测定可帮助鉴别。

4.肝脓肿

临床表现如发热,肿大的肝脏表面平滑无结节,肝触痛明显,脓肿的相应部位胸腹壁常有水肿,右上腹肌紧张。白细胞计数升高。超声波可探得肝内液平段对诊断有帮助,但当脓液稠厚,或尚未出现液性暗区时,诊断颇为困难,应反复做超声检查,必要时在压痛点做诊断性穿刺或进行抗阿米巴或抗炎治疗试验。

五、诊疗原则

手术为原发性肝癌的首选治疗方法,尤其是对于早期肝癌和小肝癌患者。对于晚期病人或不能手术的患者应考虑多种治疗措施的综合应用,也可有效提高肝癌病人的生活质量。

六、治疗措施

1.手术治疗

手术切除是原发性肝癌的主要方法和首选治疗方法。外科手术的发展,以及为减少对肝功能的影响,手术方式已由规则性切除向不规则性切除发展,做局部根治性切除。对合并门脉癌栓或胆道癌栓的部分患者可根据病情及肝功能情况,行癌栓取出手术。

能一期手术者,尽可能一期切除。另外,少数患者可在其他方法治疗后肿瘤缩小,从而获得二期手术,但报道效果不一。当今肿瘤的治疗原则是尽可能地消除巨大肿瘤块,以降低肿瘤负荷。随着肝切除技术的完善和提高,如低温或常温下无血切肝术、间歇无血切肝术、肝段切除术、术中B超声引导肝切除术和肝门部肝癌切除术等一整套技术的应用,进一步提高了肝癌的切除率。对于可切除的大肝癌,只要包膜完整、无播散灶和无血管癌栓,均可考虑一期切除。

手术适应征:

(1)凡癌肿局限或发展迅速但尚未侵犯肝门血管和胆管,无明显黄疸、腹水或远处转移者。

(2)肝硬化但肝功能代偿良好者。

(3)无严重心、肺、肾疾病者。

2.非切除性外科治疗

应该说手术切除是原发性肝癌的首选治疗方法,但有手术指征却不能切除的肝癌越来越多,因此非切除性外科治疗越来越受到人们的重视。其主要技术有肝癌液氮冷冻、高功率激光微波治疗、微波治疗、药物灌注及各种血流阻断术。但这些都不是根治性治疗措施,应待肿瘤缩小再行二步切除。

3.介入治疗

近年来,由于影像学的发展,肝癌的介入治疗已成为应用最广、效果最好的非手术治疗方法。

(1)超声介入治疗:最常用的是超声导引下经皮穿刺瘤内无水酒精注射术(PEI)。已成为不能切除的直径在3cm以下且肿瘤结节数在三个以内的有效疗法,其疗效仅次于切除。无水乙醇进入肿瘤可直接杀伤癌细胞,并使肿瘤组织脱水、固定,肿瘤细胞蛋白质凝固、变性、坏死,肿瘤血管局部内皮细胞破坏,形成血栓从而阻断血流,导致细胞死亡和纤维化。PEI最为安全、简便有效,可反复应用,对不能耐受手术、非巨块型肿瘤者均可应用,但往往治疗不彻底。适应证:为直径小于5cm的小肝癌。一般来说无绝对适应证或禁忌症,凡不能手术治疗的患者绝大多数可采用此方法。

下列情况不宜用此方法:中度腹水、重度黄疸、出血倾向、肿块巨大或病变范围广呈弥漫性生长,或癌结节融合向周边浸润,或已有肝内外转移灶,或乙醇过敏者。每次乙醇注射量按1:1计算,即肿瘤直径1cm,注入酒精1ml。根据乙醇的弥散情况及病人反应,每次可适量加减。每周1~2次,或每隔4~10天1次,一个疗程4~6次,每疗程结束后应休息1~2个月。

(2)肝动脉插管栓塞化疗(TACE):是近年来发展起来的治疗原发性肝癌的有效方法。原发性肝癌的介入放射治疗适应证广,但远期效果有限。对巨块型不能手术的肿瘤,应用 TACE 使肿瘤缩小后二期手术。对手术不能根治性切除者也可应用。对没有手术条件者,TACE 可能是重要或唯一的方法。

随着经验的积累和技术的成熟,肝癌的介入治疗适应证会进一步扩大,现阶段一般应用范围是:

①各种原因认为不能手术切除或患者不愿接受手术切除的原发性肝癌。

②肝癌外科手术切除前,介入治疗可使肿瘤缩小,血供减少,以减少手术中出血及癌细胞扩散。

③肿瘤切除或手术后复发者。

④原发性肝癌引起的出血、疼痛及较粗大的肝内动静脉瘘者。

⑤肝肿瘤体积小于肝脏的 70%,门静脉主干无完全阻塞者。

⑥肝癌术后的常规巩固治疗。

较常用的化疗药物有顺铂、丝裂霉素、表阿霉素、5-氟尿嘧啶等。

4.药物治疗

药物治疗对于肝癌来说历来评价不高,全身应用疗效不明确,联合多种药物亦未见疗效提高。近年来肝动脉灌注疗法已逐渐取代口服或经周围静脉全身化疗,疗效有所提高。常用的药物有顺铂、丝裂霉素、表阿霉素或阿霉素、5-氟尿嘧啶或氟尿苷或喃氟啶、甲氨蝶呤、羟基喜树碱等。

5.生物治疗

肝癌的生物治疗对于防治肝癌根治切除术后的复发及控制转移可能有较大价值。其机制主要是调节机体自身的生物学反应,提高防御能力,抑制肿瘤生长。以免疫治疗为基础发展而来的生物治疗已成为继手术治疗、化疗及放疗后肿瘤治疗的第四种模式。包括以下措施:

(1)免疫治疗:目前应用最普遍。主要指利用各种细胞因子如干扰素、胸腺肽、白细胞介素-2、肿瘤坏死因子等进行治疗。

(2)导向治疗:利用抗肿瘤抗体对肿瘤抗原的特异性识别携带细胞毒物质,特异性杀伤肿瘤。一般以亲肝癌物质作载体(如抗体),以有细胞毒作用的物质作为弹头(如放射核素、化疗药物)。目前导向治疗作为肝癌的二期切除,化疗增敏及复发的防治等综合手段之一是大有可为的。

(3)基因治疗:是当前肿瘤治疗中研究最为活跃、最具有前途的领域,但还面临着许多理论和技术上的问题,而且仅限于实验研究阶段。

(4)诱导分化治疗:肿瘤细胞的功能、形态、代谢类似于胚胎细胞,被认为是一种去分化现象,利用分化诱导剂使肿瘤细胞再分化,改变其恶性行为,已为实验及临床所证实。

6.中药治疗

中药治疗在我国应用中药治疗肝癌很普遍,主要用于提高病人的免疫力,部分中药被认为具有肿瘤杀伤作用。常常作为手术、放射、化学药物等的辅助治疗。中医中药以整体观念对患者的全身特点辨证论治,适用于各型肝癌。最近有学者提出,灵芝破壁孢子粉口服不仅能增强细胞免疫功能,而且还抑制端粒酶活性。

7.肝移植

肝移植目前认为对于肝功能失代偿的小肝癌或受肿瘤位置限制而不能切除的小肝癌,肝移植是理想疗法,但存在供体来源困难,合并病毒(HBV/HCV)感染、肿瘤复发等问题。

七、疗效评价

小肝癌手术切除可望彻底治愈,5 年治愈率可达 70%;大肝癌应先行综合治疗,争取二期手术切除,但其治愈率大大下降。肝癌液氮冷冻、高功率激光微波治疗、微波治疗、药物灌注及各种血流阻断术均非根治性治疗措施;超声介入治疗,适用于直径小于 5cm 的小肝癌,其疗效仅次于切除;肝动脉插管栓塞化疗,适用于手术不能根治性切除者或肝癌外科手术切除前,可使肿瘤缩小,但远期效果有限,据报道一年成活率在 35%～80%,五年成活率在 4%～20%之间;全身应用药物治疗疗效不明确;中药治疗适用于各型肝癌,常常作为手术、放射、化学药物等的辅助治疗。

八、预后

预后主要取决于能否早期诊断及早期治疗。肝癌体积小,包膜完整,尚未形成癌栓及转移,肝硬化程度轻,免疫状态好且手术切除彻底者预后较好。中晚期肝癌如经积极手术治疗也明显延长其生存时间。总体来说,由于大多数患者发现时已是中晚期肝癌,因此,预后不理想。

九、出院医嘱

(1)病人应卧床休息,尤其是伴有黄疸和腹水的病人更应卧床休息,即使无症

状也应在餐后 $1\sim2$ 小时卧床休息。保持室内安静、阳光充足。从心理上安慰病人，消除恐惧心理，树立其战胜疾病的信心，积极配合治疗。

（2）病人的饮食宜高热量、高蛋白、高维生素、低脂少渣饮食，有腹水时应限制水和钠的摄入。保持病人大便通畅。

（3）当病人出现精神症状或呕血、黑粪时应及时就医。

第五章　胆系疾病

第一节　胆石症

一、概述

胆石症是指胆囊、肝内胆管和胆总管的任何部位发生结石的疾病,临床十分常见,其临床表现取决于结石是否引起胆道感染、胆道梗阻以及梗阻的部位和程度。据估计,我国胆石症 B 型超声的检出率为 8%～13%。胆石症根据其化学成分,分为胆固醇结石、胆色素结石两大类,前者又可分为纯胆固醇结石、混合性结石等,后者又可分为胆色素性结石和黑色素性结石。

二、诊断

(一)症状

胆石症的临床表现与结石所在的部位、大小、性质、动态和并发症有关。

(1)胆囊结石、视结石的大小、部位、是否梗阻及有无炎症而异。临床症状分为两期。

①急性发作期:90%是由胆囊结石嵌顿引起。结石嵌顿于胆囊颈部时出现典型胆绞痛,常在进食油腻食物后发生。为阵发性右上腹绞痛,向肩胛间区、后背放射,少数放射至右肩。常伴恶心、呕吐,若伴感染则有发热、黄疸。通常一次发作缓解后,还可再发,间隔期从数周至数年不定。

②慢性期:70%慢性胆囊炎有胆囊结石。症状不典型,大多可有胆绞痛病史。在发作间歇期时有右季肋部和腰背部隐痛,并有厌油腻食物、腹胀嗳气等消化道症状。

（2）肝外胆管结石常表现为反复发作的胆管梗阻和不同程度的急性胆管炎，临床症状分为两期。

①急性期：如结石阻塞胆管并继发感染，则出现典型的 Charcot 三联症，如腹痛、寒颤、高热、黄疸。若阻塞不能很快解除，则可发展为化脓性胆管炎。

②慢性期：症状不典型，多为间歇性上腹痛，偶有发热。

（3）肝内胆管结石常于肝区及胸背部较深的位置持续性胀痛，并发感染时有发热。如发生化脓性胆管炎时则有寒颤、高热等，当双侧肝管受累时会有黄疸，而一侧肝管受累可无黄疸或黄疸较轻。

（二）体征

部分患者可无阳性体征。右上腹压痛、肌紧张、Murphy 征阳性，有时可触及肿大且有触痛的胆囊。如为肝内、外胆管结石时可有轻至中度的黄疸，常可触及肝脏肿大并有触痛及肝区叩击痛。

（三）检查

1.实验室检查

（1）血常规：一般无异常，但并发急性胆囊炎则血白细胞计数明显升高（$>10\times 10^9/L$），中性粒细胞亦明显升高。

（2）肝功能：如本病反复发作，或有胆管炎症、梗阻，则血胆红素升高，血清转氨酶、碱性磷酸酶、γ-谷氨酰转肽酶等明显升高，部分患者治疗后，血转氨酶等可下降或恢复正常。

2.特殊检查

（1）腹部 B 超：诊断本病的首选方法，结石呈单个或多个实性强回声光团，胆囊壁增厚＞3.5mm 以上可提示慢性胆囊炎存在。

（2）X 线检查：5%～10%病例的胆石含钙盐较多，即可显示结石阴影。胆囊造影检查时，胆囊结石表现为位置游走的充盈缺损，胆管结石表现为管腔内单发或多发的充盈缺损。

（3）逆行胰胆管造影（ERCP）：其可直接观察、取组织活检及细胞学检查，适用于胆管结石的定位及对黄疸病因的鉴别。有胆总管结石的，可住院行括约肌切开取石或引流治疗等。

（4）CT、MRI（MRCP）：一般用于 B 超检查、ERCP 的基础上，进一步明确胆总管、胰腺疾病所致的胆管梗阻、胆管周围淋巴结肿大、肝内胆囊胆管扩张以及肿瘤等。

（5）经皮经肝穿刺胆道造影（PTC）：仅在疑有肝内胆管扩张或其他检查未明确

病因时,行梗阻近端直接造影检查,注射造影剂确定是否有结石存在。此项检查有创伤性,一般宜住院后进行。

(四)诊断要点

(1)约半数胆囊结石患者无任何症状和体征,B超等检查确诊本病。

(2)部分患者的症状由进食脂餐、饱餐诱发。

(3)胆总管结石急性梗阻发作时往往有胆绞痛、发热和寒颤、黄疸等,即Charcot 三联症,一般在腹痛后 12~24 小时出现黄疸;若发展为急性化脓性胆管炎,可进一步出现低血压、神志模糊等症状。B超检查等可帮助诊断;如诊断困难,可结合 ERCP、CT 等检查以明确。

(4)肝内胆管结石间歇期可无症状,仅有上腹不适,急性期可有不同程度的Charcot 三联症,B超、CT、ERCP 等检查往往能做出诊断,必要时行 PTC 检查可帮助确立诊断。

(五)鉴别诊断

1.胆囊结石

胆囊结石表现为上腹隐痛及消化不良者,应与慢性胃炎、消化性溃疡、食管裂孔疝等鉴别。胃镜检查可见各自特点,超声检查基本可以明确胆囊结石。表现为胆绞痛急性发作者,应与急性胰腺炎、急性胆管炎、急性下壁心肌梗死、肾绞痛等鉴别。表现为剑突区疼痛者,应与心绞痛鉴别。

2.急性病毒性肝炎

急性病毒性肝炎可出现黄疸、肝区隐痛、轻中度发热等症状。而肝外胆管结石患者可以出现轻度无痛性黄疸,转氨酶轻度升高,容易被误诊为急性病毒性肝炎。腹部超声、血清 ALP、GGT 等检查异常发现对胆管结石的诊断有提示作用,进一步影像学检查不难做出正确诊断。血清酶学检查及病毒血清学检查一般能够确诊或排除病毒性肝炎。

3.肝内胆汁淤积

多种病因可以造成肝内胆汁淤积,出现黄疸、血清 ALP 升高等表现,需要与肝外胆管结石所致黄疸鉴别。这两类病变的影像学检查特点差别很大,临床上如果能够考虑到这些可能性而进行有关检查,即可做出正确判断。

4.其他肝外梗阻性黄疸

胆管癌、壶腹癌、胰头癌等病变所致肝外梗阻性黄疸一般为无痛性逐渐加重的黄疸,很少发热。而胆总管结石很少出现持久的完全性胆管梗阻。但是部分壶腹癌可以出现反复发热及波动性黄疸,尤其需要与胆总管结石鉴别。癌性梗阻性黄疸病变在 ERCP 等影像学检查时有比较特殊的征象,内镜检查时可以观察到壶腹部的病变,一般不易误诊。

三、治疗

去除结石及解除胆管梗阻,控制感染,防止复发。

(一)一般治疗

预防和治疗肠道寄生虫病和肠道感染,可显著降低胆石症的发病率。应嘱患者饮食宜清淡,戒酒。胆绞痛发作期,应禁食脂肪等食物,采用高糖类(碳水化合物)的流质、半流质饮食。发作缓解期应控制富有胆固醇的食物如脑、肝、肾、鱼卵、蛋黄等。

(二)非手术治疗

1.增进胆汁排泌

(1)50%硫酸镁:10～15ml,餐后口服,每日 3 次,有弛缓胆管口括约肌的作用。

(2)胆盐:每次口服 0.5～1g,每日 3 次,能促进肝脏分泌大量稀薄的胆汁,有利于冲洗胆管。

(3)去氢胆酸:每次 0.25g,每日 3 次,餐后服用。或服用胆酸钠,每次 0.2g,每日 3 次,餐后服用。可增进胆汁分泌,使胆汁变稀。

2.消除胆结石药物

鹅去氧胆酸或熊脱氧胆酸对胆固醇结石有一定疗效。金胆片、胆通、曲匹布通片及中成药胆宁片、胆维他等亦可使用。

3.消除胆绞痛

轻度胆绞痛可予以卧床休息、右上腹热敷、解痉、排气等治疗。严重病例应予以禁食、胃肠减压、静脉补液等治疗,并可采用针刺或耳针疗法解痉止痛。针刺可取胆囊穴、足三里、中脘、胆俞;耳针可取皮质下、交感和胰胆穴位。药物方面可用解痉剂,如硝酸甘油酯 0.6mg,每 3～4 小时 1 次,含于舌下,或阿托品 0.5mg,每3～4 小时 1 次,肌内注射,并用异丙嗪每次 25mg,肌内注射,可加强镇痛作用。必要时可使用镇痛药如哌替啶(50～100mg)。

4.溶石治疗

溶石治疗适用于胆总管结石或肝外胆管结石为泥沙样及术后残余结石者。对溶解胆固醇结石可口服鹅去氧胆酸(CDCA)或熊去氧胆酸(UDCA);对胆色素结石溶解,目前主要为钙离子络合剂:①依地酸钠(Na-EDTA),对钙等金属离子有强大的络合力,能结合结石中的钙而使之崩解,同时,它还能溶解胆石中高分子的多糖蛋白类和胆红素聚合的网架物质;②复方胆汁酸制剂即 Na-EDTA 的复方制剂(CDCA 与 EDTA2Na)组成复方制剂;③复方橘油乳剂:用橘油(96％为柠烯)与复方胆酸钠以 1:5 配制的乳剂,对肝内外胆管结石均有效。对溶解胆管残余结石目前常用 MO 和 MTBE 和复方橘油乳剂等。复方胆汁酸盐对溶解混合结石,作用比单-EDTA 为佳。

5.碎石疗法体外震波(ESWL)

碎石疗法体外震波(ESWL)为治疗胆囊结石一种安全有效的疗法,无损伤非侵入性,但对肝内、外胆管结石尤其是胆红素结石和泥沙样结石,B 超不易定位,故疗效不够理想。

6.以"胆道排石汤"为主的中药

对肝胆管结石、胆总管结石可以试用,排石率较高,但对胆囊结石无效。

(1)气滞型:右上腹痛有间歇期,无明显发热及黄疸,苔薄白,脉弦,相当于不伴有明显阻塞与感染的肝胆管结石。处方:生大黄 6g,木香 9g,枳壳 9g,金钱草 30g,川楝子 9g,海金砂 15g。

(2)湿热型:右上腹痛为持续性,有阵发性加剧,有明显发热及黄疸,舌红苔黄,脉弦数,相当于有梗阻与感染的肝胆管结石。处方:生大黄 15g,木香 15g,枳壳 15g,金钱草 30g(或茵陈 30g),山栀 12g,延胡索 15g,虎杖 30g,海金砂 15g,黄芩 9g,金银花 12g。

一般用药后 1 周开始排石,可持续数日至数十日,一疗程需持续服药 2～3 个月。

(三)经内镜的胆结石治疗

(1)可通过十二指肠镜进行胆管置管、造影、十二指肠乳头切开取石、碎石篮碎石、取石。也可在十二指肠镜下置入内引流导管,治疗结石。

(2)肝外胆管结石的治疗,若与胆囊结石并存,术中经造影证实胆管结石后,最常用的手术便是胆囊切除加胆总管探查及取石术。目前,胆总管结石多在十二指肠镜下进行胆总管造影、十二指肠乳头切开,然后再进行碎石、取石。

(四)手术治疗

胆囊切除术是常规治疗有症状的胆结石和反复发作的胆石性胆囊炎的主要手术方法。

(1)常规胆囊切除术。

(2)胆囊造瘘术。

(3)部分胆囊切除术。

（4）腹腔镜下胆囊切除术，本手术突出的特点是创伤小、愈合快、住院时间短、效果好，唯一的不足是胆管损伤率似比常规手术高。

（五）肝内胆管结石的手术治疗

应视结石的累及范围和临床情况而定，可行左肝叶切除术；也可行经肝切开取石、冲洗及引流术。

四、病情观察

1.诊断明确而无症状者

应定期复查B超，了解结石的大小、数量及位置的变化，以便调整治疗用药。并发急性胆囊炎时，应注意监测腹痛、发热及外周血象等变化；接受药物治疗者，用药后应了解症状、体征的改善情况；治疗疗效不佳则需考虑手术治疗。胆总管结石患者如急性发作，应密切观察腹痛、黄疸、腹部体征及生命体征的变化，警惕发展为急性化脓性胆管炎，如诊断该病，应紧急处理，以抢救患者的生命。

2.诊断不明确者

应告知患者或家属有关胆石症常见的诊断方法，包括B超、CT、MRI等检查；怀疑胆总管结石，但B超或CT等检查不能明确者，应注意观察腹痛、黄疸等临床表现，建议患者尽早行ERCP、MRCP等检查以明确诊断。

五、病历记录

1.门急诊病历

门急诊病历详细记录患者就诊时的主要症状特点，如腹痛的部位、特点、性质、有无放射痛。有无发热、恶心、呕吐等症状，有无高脂饮食及酗酒等发病的诱因。以往有无类似发作，如有，应记录其诊治经过、用药情况、效果如何。体检记录有无腹痛、反跳痛、腹肌紧张等。辅助检查记录血常规、B超或CT、血生化等检查结果。

2.住院病历

住院病历记录患者入院前门急诊或外院的诊疗经过。记录本病与上述疾病的鉴别诊断要点、诊疗计划等。着重记录患者入院后治疗的病情变化、治疗效果。如行CT、ERCP、MRCP等检查，应详细记录检查结果。如诊断为急性化脓性胆管炎，则应详细记录诊断依据，急诊手术或内镜治疗的手术过程、治疗效果，治疗前，应记录患者或家属的知情同意。

六、注意事项

1.医患沟通

如诊断明确,应如实告知患者或家属有关胆石症的发病特点、治疗用药、疗程及病程转归,嘱患者应戒烟、戒酒、低脂饮食、注意休息;如诊断不明,应向患者及家属解释需行 CT、ERCP、MRCP 等必要的检查,介绍这些检查的目的、过程、费用及有无风险,以便得到患者及家属的同意和配合。治疗过程中,如病情恶化、治疗无效,或有外科手术指征时,应随时与患者及家属沟通,以便能理解,配合进一步治疗。如诊断为急性化脓性胆管炎,病情危重,需行解除梗阻的紧急治疗,无论急诊手术或行急诊 ERCP 的,均应讲明病情、预后,须有患者及家属的知情同意书。

2.经验指导

(1)有反复发作性右上腹疼痛的患者,B 超往往能明确诊断本病;而无明显症状者,即所谓的"无声结石"常于体检或腹部手术时偶被发现,临床上应注意与胃、十二指肠疾病相鉴别。仔细的病史询问、B 超、胃镜、X 线钡餐检查可帮助鉴别。

(2)尽管可以选择许多非手术的治疗方法,但对于有症状的胆石症患者,胆囊切除术是一种积极的治疗方法。腹腔镜下胆囊切除术因其术后并发症少、住院时间短和恢复快的优点,目前应用较为广泛,但下列情况下仍需行开腹胆囊切除术:确诊为急性胆囊炎,既往有腹部手术史而存在广泛的瘢痕,需行胆总管探查,预计腹腔镜治疗效果差的。

(3)药物溶石治疗可能一直被人们所期待,但目前的现状是尚无理想的药物,虽然熊去氧胆酸为临床所用,实际上效果并不理想。因此,对胆石症的患者来说,预防症状的发作显得更为重要。

(4)胆总管结石容易并发急性胰腺炎和急性化脓性胆管炎,这两种疾病发病急骤,可造成严重后果,而长期的胆管阻塞可以导致继发性胆汁性肝硬化,故对胆总管结石即使没有症状也应治疗。积极的治疗包括胆总管探查和取石术,目前多主张内镜下括约肌切开并取石,尤其是对于年龄较大的患者。对患有重症急性胰腺炎病情恶化或 48 小时内不能缓解,以及患有急性化脓性胆管炎的患者应紧急行 ERCP 及取石术,亦可予鼻胆管引流术,为下一步的后续治疗创造条件。

第二节 胆囊炎

一、急性胆囊炎

(一)概述

急性胆囊炎是一种急性胆囊炎性疾病,细菌感染在发病中起着重要作用。临床上以发热、右上腹部疼痛、白细胞升高为常见的临床表现,多发生于有结石的胆囊,亦可继发于胆管结石、胆管感染、胆管蛔虫病等疾病。本病多见于中年以后的女性,经产妇较多,男女比例为 1∶(1~2)。

(二)诊断

1.症状

(1)腹痛:是本病的主要症状,发病早期腹痛可发生于中上腹部、右上腹部,以后转移至右肋缘下的胆囊区,常于饱餐或高脂饮食后突然发作,或发生于夜间,是因夜间仰卧时胆囊内结石易于滑入胆囊管形成嵌顿之故。疼痛常呈持续性、膨胀样或绞痛性,可向右肩和右肩胛下区放射。患者中 2/3 可有典型胆绞痛的既往史。在老年人中,由于对疼痛的敏感性降低,可无剧烈腹痛,甚至可无腹痛的症状。

(2)恶心、呕吐和食欲不振:患者常有食欲不振、反射性恶心和呕吐,呕吐剧烈时,可吐出胆汁,且可引起水和电解质紊乱。呕吐后患者的腹痛不能缓解。

(3)全身症状:大多数患者伴有 38℃ 左右的中度发热,当发生化脓性胆囊炎时,可有寒颤、高热、烦躁、谵妄等症状,甚至可发生感染性休克。约 10% 的患者因胆总管开口水肿、结石,可产生轻度黄疸。

2.体征

(1)患者多呈急性痛苦面容,呼吸表浅而不规则,呕吐严重者可有失水及虚脱的征象。

(2)伴有胆道梗阻者可有皮肤、巩膜黄染。

(3)右上腹部胆囊区可有肌紧张、压痛,Murphy 征阳性,患者深吸气时压迫胆囊点(右锁骨中线与肋弓交点处)则出现吸气的中止或屏气。

(4)伴有胆囊积脓或胆囊周围脓肿者,右上腹可扪及肿块。

(5)腹部压痛及腹肌紧张扩展至腹部其他区域或全腹则表示有胆囊穿孔,或有急性腹膜炎、重症急性胰腺炎等并发症的存在。

（三）检查

1.实验室检查

（1）白细胞计数及分类白细胞计数：白细胞计数升高,常在（10～15）×10^9/L,分类计数见中性粒细胞增加。

（2）血清学检查：在胆石病或胆管炎患者约15％可有血清胆红素升高,也可有转氨酶、碱性磷酸酶、γ-谷氨酰转肽酶的升高,当血清总胆红素＞170μmol/L（10mg/dl）时,则应怀疑有胆总管结石和恶性肿瘤所致的梗阻性黄疸。

（3）细菌学检查：应在未使用抗生素前,先做血培养和药物敏感试验,做血清内毒素测定,以便鉴定致病菌,利于指导临床治疗。如在超声引导下细针穿刺胆囊中胆汁,做细菌培养和药物敏感试验,是最有价值的确定病菌的方法。

2.B型超声

B型超声由于其简便、可靠、廉价,B型超声检查为诊断胆石病的首选方法,可检出直径2～3mm的结石,为强的回声光团,在光团后方伴有声影。B超诊断胆囊结石的准确率可高达95％以上,而对胆总管和肝内胆管结石诊断准确率略低,为60％～80％。由于肝内血管壁的钙化等因素可能出现假阳性结果。

3.放射学检查

（1）腹部X线平片：可见右肋缘下胆囊区的阳性结石、增大的胆囊、囊壁钙化影,并发气肿性胆囊炎时可见胆囊区呈圆形或梨形透亮的积气征或液平面。

（2）胆管造影：一般采用静脉胆管造影检查。可显示胆囊、胆管内结石影像。如胆管显影,而胆囊不显影支持急性胆囊炎的诊断。

（3）CT和MRI检查：对诊断胆囊肿大、囊壁增厚、胆管梗阻、周围淋巴结肿大和胆囊周围积液等有一定帮助,尤其对并发穿孔和囊壁内脓肿形成价值最大,但费用较贵。

（四）诊断要点

（1）进食脂餐或油腻食物后右上腹部胀痛或阵发性绞痛,可牵涉右肩部,伴有发热、恶心、呕吐等症状,部分患者见有皮肤、巩膜黄染。

（2）右上腹压痛、局部肌紧张,Murphy征阳性,部分患者可触及肿大的胆囊。

（3）外周血白细胞计数升高,中性粒细胞明显增高。少数伴有转氨酶、胆红素升高。

（4）腹部B超、CT检查证实本病。

（五）鉴别诊断

1.急性胰腺炎

急性胰腺炎可能有胆囊炎、胆石症史,常为突发性上腹部或左上腹部疼痛,血淀粉酶明显升高,腹部B超、CT提示胰腺增大、局部渗出等影像学特点,部分则有胰腺坏死。

2.高位急性阑尾炎

高位急性阑尾炎常有转移性右下腹痛,白细胞计数升高,一般无皮肤、巩膜黄染,Murphy征阴性,腹部B超检查常可予以鉴别。

3.消化性溃疡穿孔

消化性溃疡穿孔平时有泛酸、上腹痛的病史,突发性上腹部疼痛,迅速波及至全腹,全腹肌紧张呈板状腹,有反跳痛,肝脏浊音界消失,X线平片显示膈下游离气体。

4.急性病毒性肝炎

右上腹部不适或胀痛,伴有厌食油腻食物、恶心、呕吐等症状,肝功能损害明显,肝炎标志物阳性。

5.右心衰竭

右心衰竭有胸闷、气急、双下肢水肿等表现,X线胸片及超声心动图等检查可明确诊断。

(六)治疗

对急性胆囊炎的治疗原则存在不同意见。有人主张以手术治疗为主,并早期手术;也有人主张以非手术治疗为主,中西医结合可提高治疗效果。待急性感染控制后,再根据病情需要决定是否择期手术。

1.一般治疗

患者应卧床休息,急性发作者禁食。静脉补充水及电解质,供给足够的葡萄糖及维生素。

2.用药常规

(1)解痉药物和止痛药物的应用:如患者并发有痉挛性疼痛,可选用抗胆碱药物,如:山莨菪碱10ml或阿托品0.5～1ml入壶或肌内注射。若使用止痛药物,如哌替啶每次50～100mg,皮下或肌内注射,应与抗胆碱药物合用,因哌替啶可导致十二指肠乳头括约肌痉挛,使胆囊内压力增高,以致导致胆囊穿孔,慎用强力镇痛药,以免掩盖症状。

(2)抗生素的应用:可选用氨基糖苷类、头孢类、喹诺酮类以及抗厌氧菌类抗生素。最好联合用药,以增加抗菌效果。

①氨基糖苷类抗生素:常用药物有链霉素,每日0.75～1g,分2次肌内注射,其常见不良反应主要表现为对前庭和耳蜗的损害,严重者可造成耳聋,该毒性作用不

可逆转,另外是对肾脏的毒性作用,多于停药后消失,肾功能损害者慎用或禁用。

②头孢类抗生素:多选用胆汁中浓度较大的头孢三代,如头孢噻肟(凯福隆)每次 1～2g 每日 2 次静脉滴注,头孢他啶(复达欣)每次 1～2g 每日 2 次静脉滴注,头孢曲松(罗氏芬)每次 1～2g 每日 2 次静脉滴注,头孢哌酮(先锋必)每次 1～2g 每日 2～4 次静脉滴注。使用该类药物时应注意对头孢菌素过敏者禁用,对青霉素过敏者慎用。

③喹诺酮类药物:常用氧氟沙星(奥复星)每次 100mg 每日 2 次静脉滴注;左氧氟沙星(来立信,利复兴)每次 0.1～0.2g 每日 1～2 次静脉滴注。其主要不良反应为消化道刺激症状,如恶心、呕吐、食欲不振等,儿童、妊娠及哺乳期妇女禁用。

(3)根据中医辨证分型用药:可分为气滞型、湿热型和热毒型。

3.内镜治疗

急性胆囊炎并发有胆管结石者,可行内镜下 Oddi 括约肌切开取石术,可去除胆总管内结石,并可以引流化脓或炎性的胆汁,促使症状迅速缓解。

4.手术治疗

手术切除或腹腔镜下胆囊切除是急性胆囊炎的根本治疗,开腹手术的指征为:①胆囊已有坏疽及穿孔(此时应急诊手术);②急性胆囊炎反复发作;③经积极内科治疗,24～36 小时病情无好转、体温明显升高,白细胞计数继续升高;④无手术禁忌,能耐受手术。腹腔镜下胆囊切除术适用于单纯性胆囊炎且与周围组织无明显粘连者,过度肥胖、胆囊萎缩及肝内型胆囊炎不宜选用。

(七)病情观察

(1)诊断明确者,应注意观察患者治疗后腹部症状的变化,疼痛是否加剧或缓解、腹肌是否紧张,黄疸有无加深,发热的患者是否体温恢复正常,并注意监测患者的体温、血压、尿量等变化;如治疗后病情加重,门、急诊治疗者应收入住院治疗;有上述外科手术指征的,应请外科会诊,予急诊手术治疗;年老体弱者由于症状不典型,体征不明显,尤其应仔细观察病情变化。

(2)诊断不明确者,根据患者就诊时的主诉及临床体征,可先予以一些必要的处理,如静脉补充水、电解质,应用抗生素治疗,并尽早行腹部 B 超、CT、血常规等检查,以明确诊断。诊断时要注意本病与上述其他疾病的鉴别诊断,以免误诊、漏诊。

(八)病历记录

1.门急诊病历

记录患者就诊时腹痛的部位、特点、有无放射痛;有无发热、恶心、呕吐等症状,有无高脂饮食及酗酒、吸烟、劳累史;以往有无类似发作,如有,应记录其治疗经过、用药情况及效果如何;体检记录有无腹痛、反跳痛、肌紧张等。辅助检查记录腹部B超、血常规、血生化等检查结果。

2.住院病历

记录患者入院前门急诊或外院的诊疗经过、用药情况及疗效如何。着重记录患者入院后的病情变化、治疗效果。记录腹部B超、CT等检查结果。如需急诊手术,记录与患者及家属的谈话过程,并以签字同意为据。

(九)注意事项

1.医患沟通

诊断明确者,应告知患者或家属有关急性胆囊炎的发病特点、治疗用药、疗程及病程转归;诊断不明确的,应向患者及家属解释行B超检查的意义,以得到患者及家属的同意和配合;门诊治疗尤其应叮嘱患者,如治疗后症状不缓解则应及时来院复诊。治疗过程中,如有病情变化、需要调整治疗用药的,或需外科急诊手术治疗的,均应向患者及家属仔细交代、说明,以取得积极配合。

2.经验指导

(1)本病临床表现不一,尤其有些老年人急性胆囊炎症状模糊,表述不清,易造成误诊、漏诊,有些老年患者还易发生胆囊坏疽和胆囊穿孔,且有心、肺、肝、肾等基础疾病,治疗过程中,应严密观察患者的腹部情况及血压、尿量等变化;若有高热、血压下降,应警惕急性化脓性胆管炎可能,应紧急处理。

(2)腹部B超检查是诊断本病常用的方法,检查亦简便,因此,怀疑本病者应安排行急诊B超检查,可帮助确定有无并发症。

(3)急性胆囊炎患者的治疗一般为解痉、止痛及抗生素应用,经治疗多数患者症状可迅速缓解,少数患者症状重,可出现胆囊穿孔、急性腹膜炎等并发症,治疗时应密切注意,及时发现这些并发症,及时救治,可避免各种严重后果。

(4)目前对本病手术治疗的时机还有争议,早期手术并不等于急诊手术,现在是指在患者入院后经过一段时期的非手术治疗和术前准备,如治疗无效或症状加重,则在发病时间不超过72小时的前提下进行手术,对内科治疗有效的患者可采用择期手术,一般在症状缓解6周后进行。腹腔镜是目前胆囊切除的常用方法,因其创伤小、恢复快、住院时间短。若所在医院有条件手术,则为本病的首选手术方法。

二、慢性胆囊炎

(一)概述

慢性胆囊炎系胆囊慢性炎症性病变,大多为慢性胆石性胆囊炎,约占95%,胆囊结石是引起慢性胆囊炎的主要原因。少数为慢性非胆石性胆囊炎,如伤寒的带菌者,胆囊内存留伤寒杆菌而导致慢性胆囊炎,在临床上可无症状,也可表现为慢性反复发作性上腹部隐痛、消化不良等症状。本病大多以慢性起病,也可由急性胆囊炎反复发作而来,急性胆石性胆囊炎与慢性胆石性胆囊炎是同一疾病不同阶段的表现。

(二)诊断

1.症状

症状可轻可重,有的在健康检查时发现,可有腹胀、右上腹不适、钝痛、食欲不振、厌油腻食物,病程较长。部分患者多有胆绞痛史及急性胆囊炎发作史。

2.体征

(1)一般无明显阳性体征,或仅有右上腹轻压痛。

(2)急性发作时,右上腹部疼痛,局部腹肌紧张,呈 Murphy 征阳性。

(3)偶可在右肋缘下触及肿大的胆囊,此系胆囊管阻塞的结果。

(4)少数患者可有皮肤、巩膜的黄染。

3.检查

(1)实验室检查。

①血常规:如本病急性发作,则血白细胞计数升高,中性粒细胞亦升高。

②肝功能:如本病反复发作,则血清转氨酶、胆红素升高,碱性磷酸酶亦升高。

(2)特殊检查。

①腹部 B 超:为诊断本病的主要方法,可显示胆囊大小、囊壁厚度及有无胆囊结石存在。

②X 线腹部平片:有时可显示阳性结石,胆囊钙化点。

③腹部 CT:其诊断价值同 B 超类似,一般仅在诊断困难时做此检查。

4.诊断要点

(1)患者发作时有胆绞痛或急性胆囊炎发作史。

(2)发作间歇期可无症状,或有上腹不适、饱胀、嗳气、厌食油腻等消化不良的表现。

（3）部分患者右上腹压痛，可触及肿大的胆囊，亦可无阳性体征。

（4）腹部 B 超检查显示胆囊结石、胆囊壁增厚、胆囊萎缩，有时因胆囊积液有胆囊增大。

5.鉴别诊断

（1）消化性溃疡：常有慢性、节律性上腹部疼痛，伴有反酸、嗳气等，胃镜或 X 线钡餐明确本病诊断，腹部 B 超未发现胆囊炎症或胆结石等。

（2）慢性胃炎：有上腹部不适或疼痛史，伴有饱胀、嗳气、恶心、呕吐等症状，胃镜检查及活检提示慢性胃炎，而 B 超检查胆囊无炎症。

（3）反流性食管炎：胸骨后烧灼感或疼痛，可伴有恶心、呕吐、反酸等，胃镜检查证实食管下段炎症。

（4）慢性肝炎：一般原有病毒性肝炎病史，肝炎标志物阳性，右上腹疼痛主要为胀痛、隐痛，蛋白电泳示 γ-球蛋白明显增高，腹部 B 超等提示慢性肝炎的影像学特点。

（5）慢性胰腺炎：有上腹不适、消瘦、消化不良等症状，便脂肪定量＞6g/24h，影像学检查提示胰腺钙化、胰管结石，胰腺局限性或弥漫性增大或缩小等，B 超检查无本病的征象。

（三）治疗

治疗原则为改善症状，控制复发，如有手术指征时，应行手术治疗。

1.非手术治疗

非手术治疗适用于病变轻型的患者，对改善症状、预防急性复发会有良好的作用。

（1）注意饮食调节，勿高脂饮食，以免诱发急性发作。日常应以低脂饮食、适量蛋白、高维生素易消化的食物为主。

（2）对有结石存在者，睡眠以右侧卧位为主。

（3）经常适量服用利胆剂，如复方胆通等中成药，剂量不宜过大，可 1～2 个月或更长服用。

（4）有急性发作，可静脉滴注抗生素，用法用量同急性胆囊炎。

（5）注意精神因素对发病的影响，保持乐观情绪。

（6）保持粪便通畅，可改善症状，减少急性发作机会。

内科治疗应低脂饮食，可口服硫酸镁或中药利胆，腹痛明显者可用抗胆碱能药物解除平滑肌痉挛。溶石疗法仅适用于胆固醇结石，结石无钙化且＜1cm，胆囊管通畅，胆囊收缩功能正常者；可口服熊去氧胆酸或鹅去氧胆酸，剂量为每日 8～

10mg/kg。

2.手术治疗

手术治疗对于有症状的反复发作的慢性胆囊炎胆结石患者,胆囊切除是唯一有效的治疗。其他非手术治疗如低脂饮食、抗胆碱和抗酸治疗可能对消化不良症状有所帮助,但不能防止胆绞痛发作,也不能解决根本问题。对于消化不良为主要症状、腹痛不明显的病例尤其是胆囊没有结石的慢性胆囊炎,胆囊切除的疗效并不满意,因此对这一部分患者胆囊切除术的适应证选择应慎重考虑。

第三节　胆管肿瘤

胆管肿瘤指发生于胆囊或肝外胆管的良性肿瘤以及恶性肿瘤的胆囊癌和胆管癌。

一、病因

胆囊癌和胆囊结石有关。80%～90%伴有胆石,认为结石是胆囊癌的主要发病因素。可能由于胆石长期刺激导致胆囊黏膜化生、增生及癌变;或由于结石致胆囊的排空障碍以及长期慢性感染的刺激,使胆酸转化成更活跃的物质(如甲基蒽醌)成为致癌因素。慢性胆囊炎合并胆囊壁钙化,即"瓷胆囊",恶变率较高,可达12.5%～61%,其他胆囊腺瘤恶变和先天性胆总管囊肿都可能与胆囊癌发生有关。

胆管癌病因不明,与原发性硬化性胆管炎、胆石症的发病有一定关系。先天性胆管囊性扩张有恶变可能,胆管的良性肿瘤中以腺瘤恶变多。过去报道香港地区华支睾吸虫病是肝内胆管癌的病因之一。

二、肿瘤分类与病理

胆管良性肿瘤罕见,胆囊良性肿瘤分为真性肿瘤和假性肿瘤:①真性肿瘤从胆囊的上皮发生,称胆囊腺瘤(乳头状腺瘤与非乳头状腺瘤),其他如脂肪瘤、平滑肌瘤、血管瘤等更加罕见,肿瘤可多发或单发、质软,常并发胆石和胆囊炎。②假性肿瘤有增生性(如腺肌瘤)、息肉性(胆固醇、炎症性)等,肝外胆管良性肿瘤以乳头状瘤较多,其次为腺瘤、纤维瘤、神经瘤等。

胆囊癌以腺癌多见,占80%～90%,分为硬癌型、胶质癌与乳头状癌。其次为鳞状细胞癌、未分化癌、间皮细胞癌、表皮样癌、类癌,胆囊癌常直接侵犯肝脏。

　　胆管癌是指发生在左右肝管至胆总管的癌,上段胆管癌的发病率比下段高。壶腹癌和肝内胆管细胞癌不包括在胆管癌内。多发生于胆总管,亦可发生于总肝管、左右肝管接合处、左、右肝管和胆囊管。诊断不易,一旦发现多呈进行性发展。多见于 60 岁男性,初发症状以黄疸和上腹痛多见。80%为阻塞性黄疸、肝大、近乳头处肿瘤常伴有胆囊肿大,即 Courvoisier 征阳性。病理上胆管癌大多是腺癌,以分化型腺癌多见,其次是乳头状腺癌。肉眼观可呈乳头型、结节型、浸润型、结节浸润型、乳头浸润型、特殊型。

三、诊断

1.临床表现

　　腹痛、黄疸、腹部包块。腹痛呈持续隐痛,向右背右肩放射,可出现胆绞痛,但也有无腹痛者。约 1/3 患者有黄疸,呈进行性加重。局部常可触及肿块,质软、结节状可与肝脏融合。可伴畏寒、发热、消瘦、食欲缺乏、腹胀,偶有腹泻、便秘,或合并消化道出血。腹膜、锁骨上淋巴结、乳腺转移。胆囊壁非常薄,血管、淋巴管丰富,癌灶容易浸润肌层向远处转移。

2.实验室检查

　　血清胆红素升高、ALP、胆固醇、CA19-9、CEA 升高,合并感染时白细胞计数升高。

3.影像学检查

　　(1)X 线低张十二指肠造影:进展性胆囊癌常侵及胃十二指肠,于球部下行脚处见管壁硬化,呈锯齿状。硬化系由于癌灶与十二指肠壁粘连,锯齿状变化则系癌灶侵及十二指肠固有肌层所致。

　　(2)B 超检查:胆囊癌患者可能发现结石阴影、胆囊肿大、囊壁增厚及隆起病变,而且可发现肿瘤内有高速之血流通过,可与其他隆起性病变鉴别。B 超对上段胆管癌检出率较高,下段胆管癌因消化道气体影响检出率低。此外亦可发现有无门静脉和肝动脉浸润以及胆管扩张,向乳头部追踪,大致可确定肿瘤部位。

　　(3)超声胆管镜,从管腔内可对胆管的黏膜层、纤维肌层、浆膜层扫描,并可探明癌的深度,为现阶段诊断早期胆管癌唯一可靠的方法。早期胆管癌系指癌组织局限于黏膜内或达纤维肌层。

　　(4)ERCP:胆囊癌患者,可见胆囊壁缺损、边缘不整,如能行双重造影,效果更佳,可显示胆囊黏膜构造、对早期表面型癌诊断有利。

（5）经皮经肝胆管造影（PTC）：PTC 对阻塞性黄疸除造影外尚可引流。由于是直接胆管造影,肿瘤部位容易发现,可呈局限性狭窄、管状狭窄、闭塞等种种形态。

（6）经皮经肝胆管镜检查（PTCS）：胆管镜下见管壁发红、增殖及毛细血管扩张,为胆管癌的特征。此外亦可观察黏膜内进展情况,并可在直视下活检。

（7）血管造影：胆管癌一般为缺血性的,故血管造影作用有限。但可对门静脉、肝动脉等大血管有无浸润提供信息。

（8）腹部 CT、MRI 检查：对有无肝转移、淋巴结转移以及向胆管壁浸润程度及除外胰腺癌可提供有用信息。

4.鉴别诊断

应与原发性肝癌、胰头癌及壶腹部肿瘤鉴别。实际上由于解剖部位贴邻、且可相互侵袭蔓延,鉴别甚为困难。影像学检查、AFP 与癌胚抗原可能有助于区别,剖腹探查并做活检组织病理切片才能做出诊断。

四、治疗

胆管癌、胆囊癌应以手术治疗为主。非手术疗法一般采用 5-FU、噻替哌化疗。应用静脉高营养,适当输血、白蛋白等支持疗法。

五、预后

胆管良性肿瘤预后良好,可获得手术根治机会。胆囊癌或胆管癌手术切除可能性很少,大多只能行姑息性内引流,多数死于诊断后 1 年。

第四节　原发性硬化性胆管炎

原发性硬化性胆管炎（PSC）是一种少见的慢性胆汁淤积性肝胆疾患,发病率不详。病理特征为胆道系统慢性弥漫性炎症和纤维化导致胆管变形,多处狭窄。病变胆管狭窄的近端扩张,胆管成像显示串珠样改变。病情呈进行性发展,最终导致胆管阻塞、胆汁淤积性肝硬化和肝功能衰竭。多发于青壮年人,高发年龄 20～50 岁,男多于女,儿童偶见。

本病病因至今不十分明确,可能与免疫异常、感染、炎症、遗传因素等有关,对免疫遗传背景的研究认为可能的发病机制是病原体的感染触发炎症的发生并导致或加重免疫紊乱。也有研究表明在患者的一级亲属中 PSC 患病率约 0.7%,是正常人群患病危险的 100 倍,提示基因遗传因素与本病的发生有着密切的关系。

部分 PSC 患者合并炎症性肠病(其中约 70%～80% 为溃疡性结肠炎)、胰腺炎、关节炎、甲状腺疾病、结节病、银屑病、腹膜后纤维化、纵隔纤维化等与免疫相关的疾病,提示其发病与免疫因素有关。研究发现 PSC 患者同时存在体液免疫和细胞免疫异常的证据,多数研究证实在患者血清中查到不同的自身抗体,包括抗核抗体、抗心磷脂抗体、抗平滑肌抗体、抗过氧化物酶抗体及类风湿因子等。另外有研究报告 PSC 患者肝门区可见 T 淋巴细胞浸润,说明细胞免疫可能也参与 PSC 的发生。

本病预后不良,10%～30% 的患者进展为胆管癌,10 年生存率约 65%,平均生存时间为 12～17 年。治疗困难,迄今无特异性治疗。熊去氧胆酸被广泛应用于该病的治疗,但仅能改善生化学指标,对预后无明显影响。内镜治疗限于进入胆管狭窄阶段的患者。手术治疗仅限于发生肝硬化,伴肝衰竭患者可考虑进行肝移植治疗。

一、诊断标准

1.临床表现

(1)患者多为 20～50 岁男性,起病缓慢。

(2)无胆道的结石、肿瘤、感染、手术创伤等既往史,无药物从肝动脉误入胆管史。

(3)症状无特异性约 21%～44% 的患者无症状,仅在偶然检查时发现肝功异常。有症状者多表现为胆汁淤积的症状,进行性黄疸、皮肤瘙痒,多数伴有疲乏无力,可伴有右上腹痛,少数患者可出现反复的高热,晚期可有门脉高压的表现如腹水、食管胃底静脉曲张破裂出血等。

(4)合并疾病半数以上患者合并炎症性肠病特别是溃疡性结肠炎;约 20% 患者合并至少一种肠外的免疫性疾病,包括胰岛素依赖性糖尿病、甲状腺疾病及银屑病等。

(5)体征皮肤巩膜黄染、皮肤色素沉着、黄色瘤、肝脾肿大等,出现门脉高压后可有腹水征。

（6）并发症。

①PSC 最严重的并发症为胆管癌。

②胆道感染可以出现发热、腹痛、黄疸加重、白细胞升高、肝功能受损等表现。

2.实验室检查

早期可以正常。

（1）血清碱性磷酸酶升高至正常上限的 3～10 倍或以上。

（2）转氨酶轻度升高。

（3）胆红素间断升高，提示出现胆道狭窄、梗阻。

（4）疾病晚期可以出现白蛋白降低、凝血时间延长、凝血酶原活动度降低等肝储备功能不良的表现。

（5）抗线粒体抗体阴性。

（6）抗平滑肌抗体、抗核抗体、pANCA 可以阳性。

3.辅助检查

（1）内镜检查。

①经内镜逆行胰胆管造影（ERCP）：诊断的金标准——典型表现为胆管不规则、多发局部狭窄和扩张，胆道弥漫性狭窄伴正常扩张段形成典型的"串珠状"改变。但要注意仅有小胆管受损的患者 ERCP 检查可以完全正常，故 ERCP 正常不能排除诊断，可以行肝穿刺或组织病理检查帮助诊断。

②普通胃镜检查合并门脉高压者可见食管胃底静脉曲张。

（2）磁共振胰胆管成像（MRCP）：无创伤性，可以作为首选的确诊检查代替 ERCP。影像特点为胆管不规则、多发局部狭窄和扩张，胆道弥漫性狭窄伴正常扩张段形成典型的"串珠状"改变。可作为诊断的金标准，但可能漏诊部分早期患者，对小胆管病变显示优于大胆管病变。

（3）经皮肝穿刺胆道造影（PrC）：一般用于 ERCP 检查失败者，造影所见与 ERCP 相似。

（4）肝组织穿刺病理组织学检查特征性的病理改变为纤维组织围绕小胆管成同心圆形排列（洋葱皮样改变），但只有约 10% 的患者可以发现这种特征性的改变。病理检查一般用来除外其他疾病并可以协助疾病分期、判断预后。根据肝实质受累的情况、纤维化程度及肝硬化的有无将 PSC 分为Ⅰ～Ⅳ期。PSC 的组织学分期如下：

Ⅰ期-门脉期：病变仅累及门脉区胆管，周围肝实质未见异常，无或极少有门脉周围肝实质炎症及纤维化，也称门脉肝炎，汇管区不扩大。

Ⅱ期-门脉周围期:病变仅累及门脉周围,门脉周围纤维化,可伴有或不伴有肝炎,汇管区明显扩大,可见新生界限板。

Ⅲ期-纤维隔形成期:纤维化及纤维隔形成及桥接样坏死,胆管严重受损或消失,肝实质见胆汁性或纤维化所致的碎屑样坏死,伴有铜沉积。

Ⅳ期-肝硬化期:具有胆汁性肝硬化特征,肝实质变化较Ⅲ期更明显,胆管常消失。

4.诊断

(1)有临床表现、实验室检查异常,MRCP 或 ERCP/PTC 检查有典型表现者同时除外继发性胆汁淤积性疾病,可以诊断本病。

(2)鉴别诊断。

①原发性胆汁淤积性肝硬化。

②自身免疫性肝炎。

③胆管癌。

④其他原因导致的肝内外胆汁淤积性疾病。

二、治疗原则

尚无特效统一的治疗方法,治疗方法主要包括药物治疗、内镜治疗、肝移植以及针对并发症的治疗。

1.药物治疗

(1)熊去氧胆酸(UDCA):是目前唯一能减轻胆汁淤积的药物,可能改善血生化指标,但能否改善病理组织学变化尚不明确,给药剂量最大不超过 25mg/(kg・d)。

(2)免疫抑制剂及糖皮质激素:不作为常规治疗,有研究证实免疫抑制剂对生化学及病理改变均无益处甚至是有害的,易诱发细菌性胆道感染,但如果同时合并自身免疫性肝炎,激素治疗可能有益。

(3)抗生素:合并胆道感染者按照胆道感染的治疗常规应用抗生素,未合并感染者抗生素的应用没有定论。有研究表明甲硝唑与 UDCA 同用在生化学改善方面优于单用 UDCA,可能与甲硝唑抑制肠道细菌活性,减少细菌代谢产物相关。

(4)抗纤维化治疗:目前尚无定论。

(5)对脂溶性维生素缺乏者补充脂溶性维生素。

(6)考来酰胺(消胆胺):可用于缓解皮肤瘙痒症状。

(7)对骨质疏松者:可根据不同情况给予补充钙及维生素 D。

2.内镜治疗

主要用于缓解由胆道狭窄引起的胆汁淤积性黄疸及继发胆道感染。对患者生存期无明显影响。可根据具体情况行 EST、球囊扩张、探条扩张、胆道取石或支架置入等。在行 ERCP 相关治疗时应注意有无并发症及有无胆管癌的发生。

3.肝移植

用于终末期患者,也是唯一有效治疗终末期 PSC 的方法。适应证选择与其他原因所致肝硬化终末期患者相同。

第二篇 内镜治疗篇

第六章 内镜下切除术

第一节 内镜高频电切除术

一、设备与药物

(一)内镜

食管、胃病灶切除时要求用工作通道 2.8mm 或 3.7mm 的内镜,理想的为 3.7mm,必要时可选用双腔内镜。十二指肠乳头病灶,需要工作通道为 3.7mm 或 4.2mm 的十二指肠镜。结肠病变宜选择 4.2mm 工作通道或普通结肠镜,长度 1.3m。选择通道较大的治疗内镜,不但有利于操作,同时也有利于操作时迅速吸除液体或切除时的出血,清洁视野。

(二)器械

1.息肉圈套器

宜多备几种不同规格的圈套器,圈套器的钢丝有多根细钢丝成股或单根粗钢丝两种。前者较软,张力小,适于较大息肉或隆起病灶的切除。后者张力大,易于控制掌握,特别适用于小的以及扁平息肉或早期癌病灶的切除。

2.高频电凝器或氩激光电凝器

目前有多种高频电凝器或氩激光电凝器(APC)可供临床使用,而 APC 不仅可用以切除病灶,对于特别扁平,无法切除的病灶或切除后残留,无法圈套住的微小病灶,可以用电凝法消除(具体方法见下术前准备部分)。

3.注射针

曲张静脉硬化治疗注射针,针头长 5mm,直径 0.5mm。

4.金属止血夹

金属止血夹用于止血和预防出血。

5.结扎圈套

结扎圈套用于有蒂息肉,切除前结扎蒂,以预防切除后出血。

6.镜端助吸帽

安装于内镜前端,在黏膜切除时,帮助负压吸引,以便圈套住局部病灶。

7.持物钳

如鼠齿钳、普通取石网篮、三爪钳,用以收集切下的组织标本。

(三)试剂

常用试剂有:①卢戈液(Lugol 液),以喷洒染色,进行食管病灶及范围的辨别;②靛胭脂或亚甲蓝,喷洒,用以胃和结肠黏膜染色,辨别病灶及范围;③1∶10000 肾上腺素稀释液和生理盐水用以切除前黏膜下注射及注射止血。

二、术前准备

内镜切除前准备,一般与普通内镜检查前准备相同,如禁食、清洁肠道。需要的特别准备如下。

1.确定诊断

确定诊断术前先尽可能进行常规内镜检查,取组织做病理学检查,了解病灶的大小、形态特点,位置以及估计切除术的难度和可能出现的并发症,使术者有足够的技术准备和思想准备。

2.凝血功能检查

凝血功能检查原则上应完成凝血功能的系统检查,以利于对术后出血的控制。

3.签署知情同意书

内镜切除术不同于内镜检查,消化道任何部位病变的切除都会有出血、穿孔及发生其他并发症的可能,甚至有生命危险。并发症的发生不仅可由于技术错误造成,而且也可能由于病变本身特点,如病变已侵犯胃肠全层或已侵蚀较大血管,术前对其估计不足而造成。这些可能性在术前必须向患者及家属讲清楚,并应征得同意,进行书面签字。

4.高频电凝器

高频电凝器现以 ERBE VIO300 高频电治疗仪(图 6-1)为例说明具体使用方法。

应用圈套器切除病变选用 ENDO CUTQ,该模式工作过程中由电切和电凝两部分间隔交替组成。

食管和结肠的病变效果选 2,切割宽度是 1,切割间隔时间是 6。

胃的病变效果选 3,切割宽度是 1,切割间隔时间是 6。

ERCP 中行十二指肠乳头切开应用 ENDOCUTI,效果选 2,切割宽度是 2,切割间隔时间是 6。在切割布满血管和脂肪组织的过程中我们选用 AUTO CUT,效果选 4,功率 50W。如果切除缓慢,功率以 10 为单位向上试调整。

ESD 治疗时,可选用 DRY CUT(无血切割),在稍许缓慢的切割进程中,有很强的止血作用。食管和肠道效果选 2,功率 40W。胃选效果 3,功率 50W。应用热活检钳止血,选用柔和电凝,防止组织的炭化,减少电极在组织上粘连;效果选 5,功率 80W。

在 EMR 或 ESD 术后,黏膜表面弥散型出血,我们选用精细氩等离子凝固(PRECISE APC)。重复性佳的浅表电凝 1mm 深度来止血。流量 1.6L/min,效果选 3,调制选 5。也可以用脉冲氩等离子电凝(PULSED APC),2mm 深度,控制调节输出功率,由功率来调节效果的热量强度。流量 1.8L/min,效果选 2,功率 40W。对于浅表的病变,我们也可以用强力氩等离子凝固(FORCEDAPC),3mm 深度,流量 1.8L/min,功率 40W,所产生热效应的强度可由功率来调节。

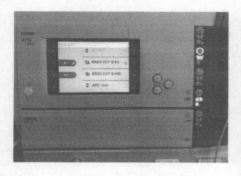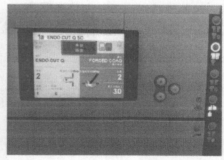

图 6-1 ERBE VIO300 高频电治疗仪工作界面

三、息肉切除术

(一)适应证、禁忌证及并发症

1.适应证

任何小的息肉都有发生癌变的可能,因而所有内镜下可见的息肉都应尽可能切除。内镜息肉切除适应于所有内镜可达部位的直径 5mm 以上的各种息肉;直径<5mm 的息肉,可以使用活检钳夹除。

2.禁忌证

癌性息肉不适于内镜切除。禁忌证很大程度取决于患者的一般情况,如年龄、心肺功能、是否有凝血障碍、是否有严重糖尿病,息肉特点如位置、大小、有无息肉蒂、蒂的粗细、息肉的数量以及胃肠道的清洁情况等因素。

3.并发症

常见并发症主要有出血和穿孔,其中出血可表现为急性出血及迟发性出血;穿孔有时也可表现为亚穿孔。

(二)方法与技术

1.芽状息肉切除术

芽状息肉指直径<5mm 的小息肉。使用普通活检钳机械性抓取息肉即可。息肉大于活检钳,应选择圈套切除术法。芽状息肉可使用电凝、热凝的方法,使之凝固坏死。芽状息肉不是"热活检"的适应证,因其有造成穿孔的危险。

2.隆起息肉切除术

隆起息肉指息肉局部隆起生长而且无明确蒂可见。

(1)体位:调整内镜或患者体位,使息肉正好处于视野的 6～7 点钟位置(内镜工作通道开口位置),并始终保持此位置,以利圈套息肉。

(2)切除方法:息肉直径<2cm,采用直接切除法。于基底部圈套住息肉并收紧圈套器,抬起镜端使圈套住的息肉远离肠壁,同时肠腔内适当充气避免息肉与对侧肠壁接触。而后,使用电凝电流(指数 3.5)电切息肉。

息肉直径 2～4cm,采用注射后切除法。于基底部注射 1∶10000 肾上腺素或生理盐水 3～5ml,以托起息肉(使息肉与肌层分开)和预防出血。

息肉直径>4cm,巨大息肉一次不能完全圈套住者,应采用"多块切除术",即从息肉最容易被圈套住的部分开始,逐块多次切除。

（3）基底部处理及出血的处理：

①残留息肉：巨大息肉切除后，基底部特别是边缘部有一些息肉的残留部分，可用高频电凝凝固或氩激光电凝器灼烧。

②出血：渗出性出血，可采用电凝方法止血，或基底部注射1：10000肾上腺素以止血，搏动性出血可采用金属止血夹止血。

3.有蒂息肉切除术

（1）调整内镜，了解蒂的长短及直径以及息肉的直径；

（2）于息肉基底部注射1：10000肾上腺素，可起到预防出血和托起息肉蒂的作用；

（3）息肉切除方法：细蒂息肉（蒂直径＜4mm），息肉基底部注射后，直接使用圈套器圈套息肉蒂，于蒂中部近息肉体侧收紧圈套器，采取纯电凝电流切除息肉。

中度蒂息肉（一枚止血夹恰好可以完全结扎蒂部者），息肉蒂部通常有滋养小血管，单纯注射预防出血有时不够，需使用一枚止血夹或结扎套圈于基底部结扎息肉蒂，然后结扎部远端切除息肉。

粗蒂息肉（一枚止血夹不能完全钳夹者），其中常有较大的息肉滋养血管，切除前必须进行蒂的有效结扎，必须使用两枚止血夹，方能达到预防出血的目的。

4.扁平息肉切除术

（1）直径＜2cm的扁平息肉，使用圈套器直接圈套后通电切除之。非常扁平，先在息肉基底部黏膜下注射生理盐水，托起息肉，再行切除。

（2）直径＞2cm扁平息肉，需用多块切除术。

方法为①注射，于息肉基底部黏膜下注射1：10000肾上腺素，使息肉与肌层分开；②腔内充气，胃肠内充足气，使病变处与正常组织间的界限清楚；③圈套，伸出圈套器，选择病变最隆起处，使钢丝紧压贴在病变局部。收紧圈套器；④切除，再次充气张开胃肠腔，稍许抬起内镜前端，使息肉远离肠壁，通电切除。分块切除息肉余部，每块不宜超过1cm，这样可保证操作安全。

对于直径＞5cm的息肉，可以在3～4周内分次切除，以保证安全。

（3）扁平息肉直径＞3cm，常认为是内镜切除的禁忌证，主要原因是并发症发生率高，完全切除的可能性较小及恶性可能性大。病理诊断为良性者，可采用多块切除术，以达到完全切除的目的。

（三）术后注意事项

术后嘱咐患者适当休息，避免剧烈活动和重体力劳动，饮食应以无渣或少渣食物为主；同时应注意观察有无明显腹痛、腹胀及便血等表现。

第二节　内镜黏膜切除术(EMR)

内镜黏膜切除术(EMR)是从黏膜大块活检发展而来,是近 25 年内镜治疗最具意义的进展之一,EMR 在国内外已被广泛应用于消化道浅表病变的治疗,其治疗效果与外科手术相近,又可避免开腹手术带来的创伤和并发症,术后恢复快。

一、适应证和禁忌证

1.适应证

(1)消化道癌前病变:包括腺瘤和异型增生,现在更多的适用上皮内癌变这个概念,对于轻度异型增生及与之相对应的低级别上皮内瘤变,可以随访也可以内镜治疗。

(2)消化道早癌:病理类型为分化型癌;内镜和内镜超声判断癌浸润深度限于黏膜层,即为黏膜内癌;病灶大小为隆起型和平坦型应小于 2cm,凹陷型病灶应小于 1cm,病变局部不合并溃疡,如在食管,病灶范围小于周径的 1/3。随着技术的提高,EMR 的适应证可适当放宽,癌侵犯到浅黏膜下层(sm1),而内镜超声或 CT 未发现淋巴结肿大;病灶大于 3cm,需要分片切除,则为相对适应证,可行内镜下分片切除(PEMR)。

(3)消化道局灶性或弥漫性病变,活检不能确诊者。

2.禁忌证

内镜下提示有明显的黏膜下浸润的表现包括:组织坚硬,充气不能引起变形,有溃疡,注射后病变不能抬举等,凹陷型周边不规则及充气不变形亦为黏膜下浸润的表现,这些均为外科手术指征,或病灶直径超过安全范围者。还有肝硬化、血液病等有出血倾向者亦列为禁忌。

二、器械

(1)手术器械类同息肉摘除术、也可用双孔手术内镜,以便同时抓取与电切;

(2)其他必要设备有:注射针、抓取钳、高频电发生器、高频圈套器等;

(3)高渗葡萄糖水或生理盐水;

(4)黏膜切除用透明帽。

其外形与做曲张静脉结扎的透明帽相似,但其端面为斜面,以便正面对准食管壁的病灶及负压吸引,透明帽端部内设有专用槽,以容纳高频圈套器。

三、术前准备

(1)类同息肉摘除术,如检查出凝血时间、血小板计数、备血等;

(2)应常规作超声胃镜,其中以高频小探头(12~20MHZ)为最佳,以明确病灶深度与有否淋巴转移;

(3)明确病灶的范围,可分别采用 Lugol 液或甲苯胺蓝染色;

(4)注射溶液:生理盐水、1:10000 肾上腺素、甘油果糖。

四、操作方法

1.注射与切割法

对Ⅰ型息肉隆起病变或平坦型,微凹型病变,可在黏膜下层注射生理盐水(可加 1/10000 肾上腺素或 10%~25%高渗葡萄糖水),使病变隆起,随之用高频圈套器切割,操作方法如图 6-2 所示。

在病变周围进针至黏膜下层,注射生理盐水或高渗葡萄糖水至病灶隆起,可沿病灶作多点注射,通常用量为 2~30ml。

若用双孔手术胃镜,分别将抓取钳与圈套器插入活检钳内,并将抓取钳伸入圈套器内,用抓取钳轻轻抓起病灶处黏膜,调整圈套器位置,切下病灶黏膜。

若用普通胃镜,则先注射生理盐水或高渗葡萄糖水,当病变隆起后,再改用高频电圈套器切除。

用抓取钳取出病灶黏膜,送病理检查切端病变情况。

对于结肠病变,由于黏膜比较松软,可以不用抓钳,注射后直接用圈套切除。

2.透明帽切除法(EMRC)

(1)将与内镜匹配的透明帽套于内镜端部,将高频电圈套器安装在帽槽内。

(2)将内镜插至病变附近,调节操作部,使用注射针进行黏膜下注射生理盐水使黏膜隆起。

(3)使透明帽正面对着病灶,用负压将病变部黏膜吸入透明帽内。

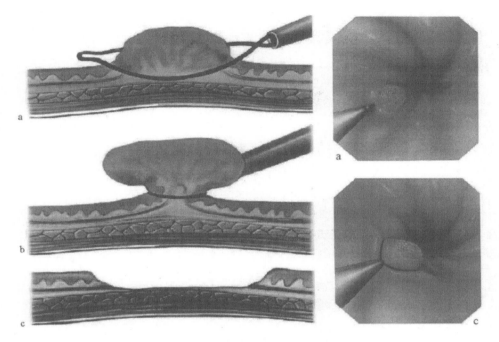

图 6-2　生理盐水黏膜切除法（镜面观与侧面观）

a：黏膜下层注射生理盐水；b：抓取圈套法切除黏膜；c：取出病变之黏膜

（4）将高频电圈套器套住吸入帽内的黏膜，注意调节圈套器位置，要完整切下黏膜。

（5）用高频电切下黏膜，检查创面情况，有否出血等并发症。

（6）用 APC 处理创面的一些裸露的血管，以及残留的组织。

3.黏膜分次切除法

对病灶较大，一次不能切除者，可先将主要病灶切除，然后将周围小病灶分次切除；对凹陷性病灶，如注射后隆起不明显者，也可采用分次切除法清除病灶。

五、术后处理

手术当日禁食，第 2d 开始进流质。术后 3d 至 1 周只能进软食如稀粥、麦糊等。避免含乙醇的饮料及刺激性食物。进食时可有 3～5d 的轻微疼痛，要求患者细嚼慢咽，手术后可予以输液。食管 EMR 后，如疼痛较明显，禁食时间还可适当延长。

　　抗生素不作为常规应用,但如切除面大或手术时间过长,则用广谱抗生素3d。硫糖铝凝胶50ml分为3~5次或镁铝合剂45ml分为3次服用3~4周,可以门诊治疗,但一般住院3~5d。

六、并发症与手术注意事项

　　黏膜切除是治疗消化道早期肿瘤和癌前病变安全、有效的手术方法,创伤小是其最突出的优点,但操作不当仍可发生以下的并发症。

　　1.出血

　　尤其是小动脉出血可发生喷射状出血,文献报告为1.4%。因术前无法预料,故最好的预防是准备好止血器材,一旦发生,及时处理。出血量较小,可用热活检钳或APC止血,小动脉出现喷射状出血需用止血夹止血,一般均能满意控制。为预防出血,可用夹子缝合溃疡,这样也有助于溃疡愈合。

　　2.穿孔

　　原因如下,①内镜控制不好的情况下进行治疗;②肌层被卷入圈套收紧部分;③电凝时间过长致穿肌层灼伤。皮下气肿是食管穿孔的早期症状,而腹部平片有助于发现游离气体或后腹膜气体。

　　为避免食管穿孔,应遵从以下步骤:①注射应充分,当注射后病灶未隆起或塌陷,则应停止EMR术或非常小心进行;②当黏膜已切除时,圈套器使用必须小心避免接触暴露的肌层;③EMR不能用于憩室内病灶;④操作时必须小心轻柔。

　　发生穿孔后,保守治疗通常可以痊愈,包括用止血夹封闭穿孔,停止经口进食;静脉营养;给予抗生素;插入鼻胃管抽取胃腔内容。发热通常于4~7d消退,10~14d穿孔闭合。只有穿孔波及纵隔肋膜及胸膜穿孔或气道损伤才需要急诊手术。尽管保守治疗可以成功,但应准备外科介入。食管壁因相对较薄,穿孔概率较胃、结肠为高。

　　3.食管狭窄

　　若覆盖食管3/4的黏膜被切除,狭窄可能发生。由于EMR不损伤固有肌层,狭窄主要是黏膜层疤痕所致,治疗用气囊扩张即可,一周1~2次,连续3~4周,疗效良好。仍有狭窄发生者,可考虑置入可取出的金属支架。

七、术后疗效评价

EMR 后应评价是否癌灶完全被切除。若原发灶被切除且周围被正常黏膜包绕,病理上可认为治愈。对于切下的黏膜,应仔细检查切缘和基底的病理结果,参照修订的日本胃癌分类中规定,1mm 的侧缘内含有 10 个左右的正常腺体即可视为完全切除。

内镜治疗仍有一定的残留病灶复发率,由于淋巴结转移的可能性还没有完全明了,故对这样的患者治疗方案尚未确立。若残留病灶局限于黏膜层,可行再次 EMR 治疗,亦可行腹腔镜下胃切除术;若浸润深度超过黏膜下层则应行常规手术治疗。EMR 术后 1 年内行 2 次内镜检查,复发病灶往往不超过黏膜层且直径小于 2cm,这些患者仍可再次 EMR 治疗且有长期治愈的效果。

第三节　内镜黏膜下剥离术(ESD)

一、适应证和禁忌证

对于 EMR 无法一次完整切除的病变适用于 ESD 治疗。

1.适应证

(1)巨大平坦息肉:直径<2cm 的息肉一般采用 EMR 切除;直径>2cm 的平坦息肉建议 ESD 治疗,可以一次性完整、大块地切除病灶,降低病灶的复发率。

(2)早期消化道肿瘤:包括重度异型增生;原位癌;腺瘤伴有重度异型增生;各种分化类型的黏膜内癌;有溃疡病灶的黏膜内癌溃疡直径<3.0cm;十二指肠腺瘤伴有重度异型增生者。

(3)黏膜下肿瘤:内镜超声检查确定来源于黏膜肌层或位于黏膜下层的肿瘤,通过 ESD 治疗可以完整剥离病灶;来源于固有肌层的肿瘤,ESD 切除病灶的同时往往伴有消化道穿孔,不主张勉强剥离,但可通过内镜下修补术成功缝合创面,同样可以使患者免于开腹手术。

(4)EMR 术后复发及其他:由于肿瘤的位置、形态、大小或者消化性溃疡经过治疗,形成黏膜下纤维化等原因用传统的 EMR 或经圈套切除的方法来整块切除这些肿瘤有困难。ESD 的特点在于可以自病灶下方的黏膜下层剥离病灶,从而做到完整、大块切除肿瘤,包括术后疤痕、残留及溃疡等病灶,避免分块 EMR 带来的病变残留和复发。

2.禁忌证

与 EMR 相同。

二、器械和药物准备

1.器械

(1)内镜系统及内镜超声系统:超声探头采用 Olympus UM-3 和 UM-25R,频率分别为 12MHz 和 20MHz;

(2)注射针、热活检钳、止血夹;

(3)ERBE ICC 高频电切装置和 APC 300 氩离子凝固器;

(4)Olympus 钩形电刀、IT 刀;

(5)治疗过程中内镜头端附加透明帽。

2.注射溶液

生理盐水、1:10000 肾上腺素、甘油果糖、玻璃质酸。

三、操作方法

术前准备与 EMR 基本相同。全部患者采用气管插管下全身静脉麻醉。术前了解病灶的大小、形态,确定病灶的浸润深度,排除肿瘤淋巴结转移。治疗前内镜超声检查了解病变深度。

ESD 步骤包括以下 6 步:

1.染色

病灶表面喷洒卢戈氏液或 0.4%靛胭脂染色观察,显示病灶范围。

2.标记

用针刀或氩气刀在病灶周围进行电凝标记(输出功率 10～15W,间隔 2mm,标记至少离开病灶边缘 0.5cm)。

3.黏膜下注射

将 5ml 注射器抽取 1mg 肾上腺素和 10ml 生理盐水混合配置的溶液,于病灶边缘标记点外侧进行多点黏膜下注射,每点 2ml,至病灶明显抬起。

4.环形切开

用钩形电刀或 IT 刀沿病灶边缘标记点切开病灶外侧缘黏膜(Enddocut 模式,effect3,输出功率 60W),这个步骤决定被切除病灶的形态,同时保证切缘没有病变累及;一般先切开病灶远侧黏膜。

5.黏膜下剥离

借助透明帽,通过反复的黏膜下注射、分离,根据情况采用钩形电刀或 IT 刀将病灶从黏膜下层逐步剥离(Eddocut 模式,效果 3,输出功率 60~80W),大块、完整地切除病灶。术中随时止血是手术成功的关键。直视下操作,对于剥离病变非常重要,可有效地避免消化道穿孔。剥离出现困难时可直接用圈套切除病变。

6.创面处理

包括创面血管处理与边缘检查。通常采用氩气刀、热活检钳、金属钛夹等方法处理巨大溃疡创面,预防迟发性出血和穿孔。

四、术后处理

1.病理标本

切除病灶标本应用大头针固定四周,测量病灶最大长径和与之垂直的短径,4%甲醛固定后送病理检查,确定病变性质及病灶切缘和基底有无病变累及。

2.饮食

患者术后第 1d 禁食,常规补液并予质子泵抑制剂、黏膜保护剂治疗,观察腹部体征,必要时胃肠减压,观察有无消化道出血并加用抗生素和止血药。术后第 2d,如无出血、腹痛,可适当进流质,术后第 3d 进软食,出现迟发性出血可以在内镜下紧急止血。

3.随访

术后第 6、第 12 个月内镜随访,以了解溃疡愈合、金属夹是否脱落,并在术后瘢痕处进行活检以了解病灶有无复发。一般通过 8 周的质子泵抑制剂治疗,ESD 术后较大的溃疡创面基本都能愈合。

4.根据对切除标本的病理检查,需追加治疗的情况

(1)深部断端癌细胞(+):必须行胃切除加淋巴结清扫术治疗。

(2)水平断端癌细胞(+):癌细胞浸润深度仅限于黏膜层:

——追加施行扩大范围的内镜下切除。

——APC 烧灼治疗,并向患者明确地交代病情,密切随访。

也可行胃切除治疗。

(3)水平断端癌细胞(一),但浸润深度已达黏膜下层:

——如果仅为 sml 浸润,可在向患者明确交代病情后密切随访。

——如果脉管侵袭(＋),必须行胃切除加淋巴结清扫术。

五、并发症

出血和穿孔是 ESD 治疗的主要并发症。

穿孔主要发生在开展该项目的初期学习和提高阶段。避免发生穿孔最重要的一点是要在 ESD 过程中始终保持操作视野清晰;黏膜下注射也是防止穿孔最好的方法。ESD 中运用透明质酸和甘油果糖,加入少量靛胭脂和肾上腺素的结果是显著的,这种注射液已在 ESD 中被广泛使用。穿孔一般在术中都能及时发现,临床上常见的有腹胀、纵隔或皮下气肿及气胸等症状;内镜下应用金属夹夹闭裂孔,结合半卧位、胃肠减压、术后禁食、静脉使用抗生素及质子泵抑制剂等的保守疗法,患者一般可以避免外科修补手术。

对于胃上部 1/3 病变,剥离时易出血,且出血速度快,量也较多;75％的术后出血通常发生在胃中下部病变 ESD 治疗后的 12h 内。术中一旦发生出血,盲目止血容易造成术中穿孔;出血量较多时不得不终止操作;止血失败则需进行外科手术。因此,ESD 术中预防出血是非常重要的。在剥离过程中,随着黏膜下层的暴露,少量渗血可直接用冰生理盐水或 2％的冰去甲肾上腺素溶液冲洗,小血管可直接用电凝处理,而较大血管可用热活检钳烧灼。当病灶被完整剥离后,可应用 APC 灼烧创面上的所有可见小血管,必要时用金属夹夹闭血管,达到术中止血及预防术后出血的目的。

六、手术注意事项

EMR 对于局限于黏膜内的消化道早期肿瘤的治疗具有良好的效果,但由于切除病灶的范围有限,EMR 难以完整切除直径＞2cm 的病变。虽然分次 EMR 也可以切除大范围的病灶,但切除的不完全性和复发的可能性大大增加,故许多没有淋巴结转移的早期肿瘤只能通过手术切除。与 EMR 相比,ESD 的好处在于能够控制切除的大小和形状,对于较大的肿瘤以及溃疡型肿瘤也能被切除。ESD 术前应该先进行内镜超声检查,一般选择高频小探头(12～20MHz),明确病灶深度与有无淋巴结肿大,是能否进行 ESD 的保障。

来源于黏膜层、黏膜肌层及黏膜下层的病灶均可完整剥离。通常以下两种情况较难剥离:①异位胰腺,位于黏膜下层,但往往与固有肌层紧密结合,剥离较为困难;②EMR 术后复发患者,黏膜下层形成大量疤痕组织,同样不易剥离。

ESD 在切割和剥离的过程中运用的器械难度很高,手术耗时相对较长,清醒状态下患者难以耐受,特别是手术过程中上消化道分泌物及术中胃腔内的血性液体、染色剂等液体容易造成患者呛咳、误吸、窒息等意外情况的发生,一般手术在全麻气管插管的状态下进行比较安全可靠。对于不具备以上麻醉要求的单位及患者,不主张开展 ESD 治疗。

胃黏膜病变 ESD 治疗相对容易掌握,直肠病变次之,食管和结肠黏膜病变 ESD 治疗最难。胃的不同部位操作难度也不同,胃窦最容易,胃体难度适中,胃底穹隆部最难;小弯侧最容易,前后壁适中,大弯侧最难。病变越大越难操作,有疤痕形成的病变更难。初学者应该从易到难逐级训练。

目前用于 ESD 治疗的黏膜剥离刀有多种,常用的有 IT 刀、钩形刀、Flex 刀、针刀等,这些刀与病变的接触面积依次减小,切开能力依次增大,凝固特性依次降低。针刀和 Flex 刀可以用于标记和预切开,Flex 刀和 IT 刀可以用于环切。几种刀都可以用于黏膜下剥离,但由于切开操作的特性不同,要根据病变的部位和切开剥离角度的不同而选择不同的刀,针刀可用于各方向切开剥离,但如果与胃壁方向垂直操作时有引起穿孔的风险。Flex 刀也可以用于各方向切开剥离,安全性较针刀大,但由于刀的长度和方向需要调节,初学者需要适应。钩形刀可以实行纵、横切开剥离,较为安全,但缺点是钩子只有 1.3mm,一次切开的范围小,先端部必须根据切开方向不断回转调整。IT 刀安全性更高,穿孔的风险低,可以做长距离切开,但受到切开方向的限制,对一些部位的操作困难较大,IT-2 开发出来后,一定程度上解决了以上问题。软式透明帽也有多种可供选择,困难部位操作时最好用有副送水功能的内镜,这两点对良好手术视野非常关键。

切除标本的处理也非常重要。病变切除后要及时展开、照相、固定,并且要和病理医师联系,完整全面系统地制作和阅读切片。

第四节　经口内镜肌切开术

一、贲门失弛缓症概述

贲门失弛缓症（AC）是最常见的食管功能性疾病。食管动力学研究发现，AC患者其食管下端括约肌压力并未增高，而是在吞咽时不松弛，导致食管体缺乏蠕动，从而造成吞咽困难。

贲门失弛缓症的病因尚不清楚，一般认为与食管肌层内 Auerbach 神经节细胞变性、减少或缺乏及副交感神经分布缺陷有关，食管壁蠕动和张力减弱，食管末端括约肌不能松弛，常存在 2～5cm 的狭窄区域，食物滞留食管腔内，逐渐导致食管扩张、伸长及屈曲。

贲门失弛缓症多见于 20～50 岁青壮年，病程多较长。其主要症状为吞咽困难，时轻时重，与精神因素及进食生冷食物有关。呕吐多在进食后 20～30min 内发生，可将前一餐或隔夜食物吐出。可因食物反流、误吸而引起反复发作的肺炎、气管炎甚至支气管扩张或肺脓肿，严重者可致营养不良，部分患者感胸骨后或季肋部疼痛。食管吞钡检查见食管扩张，食管蠕动减弱，食管末端狭窄呈鸟嘴状，狭窄部黏膜光滑。

Henderson 等将食管扩张分为以下三级：Ⅰ级（轻度），食管直径小于 4cm；Ⅱ级（中度），食管直径 4～6cm；Ⅲ级（重度），食管直径大于 6cm，甚至弯曲呈 S 形。食管动力学检测可见食管蠕动波无规律、振幅小，食管末端括约肌压力大多在正常范围内。食管镜检查仅在不能排除食管器质性狭窄或肿瘤时进行，可见食管扩张、有食物和液体潴留、贲门部闭合，但食管镜可通过。放射性核素闪烁照相可见吞咽之液团通过延迟、潴留，并在食管近、远端之间来回摆。

二、传统治疗方法

1.药物治疗

轻症、没有出现食管扩张的 AC 患者可进行药物的治疗，主要有钙通道阻滞剂（如硝酸酯类）、抗胆碱能药物及镇静剂治疗，部分患者症状可获得缓解。

2.扩张治疗

气囊扩张治疗是目前最主要的非手术治疗方法,置气囊于贲门处,通过逐步扩张气囊,使部分食管下括约肌(LES)发生急性断裂,从而解除梗阻。但气囊扩张治疗有可能造成食管穿孔、出血等并发症,应仔细操作。

支架植入术分为暂时性和永久性金属支架植入。支架植入狭窄段后,支架缓慢扩张使 LES 慢性、规则撕裂,患者痛苦小,耐受性好于气囊扩张,另一优点是穿孔并发症发生率低于气囊扩张。支架植入术费用高,支架植入后患者主要并发症为胃食管反流、胸骨后疼痛感和异物感、支架脱落等。近年有人提出研制可降解支架,既能提供较久的扩张力,又能自行降解不必取出,为支架植入扩张提出了一个新的方法。

总之,无论气囊扩张还是支架植入,目前均认为近期效果较好,远期疗效缺乏大样本研究结果,有待更长时间和更多病例的进一步的观察。

3.肉毒毒素注射治疗

肉毒毒素(BT)是肉毒梭状杆菌产生的外毒素,能与神经-肌肉接头处突触前胆碱能神经末梢快速而强烈地结合,阻断神经冲动的传导而使骨骼肌麻痹,另外,除了强烈阻滞骨骼肌神经外,还可抑制平滑肌的活动及胃肠道平滑肌的收缩,从而松弛 LES。

对年龄大、不愿意接受手术治疗的 AC 患者可采用食管括约肌肉毒杆菌素注射治疗,其有效率为 $75\% \sim 90\%$,疗效可维持 1.5 年左右。但多次注射治疗可损伤黏膜下层组织,对以后的手术切开造成困难甚至引起穿孔。

4.内镜下微波和硬化剂局部注射治疗

微波能使生物细胞内的离子发生振动而产生热能从而使组织部分凝固、坏死,根据病情的轻重破坏一定比例的环形肌而保留纵形肌,使 LES 张力下降达到缓解贲门口狭窄的目的。不过由于目前临床应用例数尚少,内镜下微波治疗的效果仍有待进一步观察和研究。

硬化剂可引起 LES 坏死和纤维化,瘢痕挛缩后可减轻 LES 痉挛,理论上可缓解 AC 的症状。但目前有研究表明单次肉毒毒素注射疗效明显优于硬化剂局部注射治疗。硬化剂局部注射治疗的临床疗效有待进一步研究证实。

5.手术治疗

手术治疗对中、重度 AC 患者以及扩张治疗效果不佳者可选择行手术治疗。贲门肌层切开术(Heller 手术)仍是最常用的术式,可经胸或经腹进行,方法简便、疗效确实、安全。Heller 手术后远期并发症是反流性食管炎,因而多主张附加抗反流手术,或将胃底缝合在食管腹段前壁(Dor 手术)。手术治疗创伤大,有一定的并发症发生率,术后恢复慢,住院时间长,手术费用也较高。

三、经口内镜肌切开术(POEM)

(一)术前准备

POEM 治疗前胃镜头端附加透明帽。均在气管插管、全身麻醉下进行,术前半小时予静脉应用抗生素预防感染。贲门失弛缓患者往往伴有食管腔的扩张和食物残渣的潴留,在手术前应吸净食管腔内潴留液体和食物残渣,用清水反复冲洗,防止潴留液体和食物残渣在手术时进入黏膜下隧道而引起继发感染。

(二)操作方法及技巧

POEM 手术是利用 ESD 技术,通过内镜在食管下段切开黏膜层,然后在黏膜下层进行分离,并逐渐向前推进,建立黏膜下隧道直达贲门下方,显露食管贲门括约肌,然后在内镜直视下纵向切开食管下段括约肌,解除贲门狭窄,然后退出隧道,关闭隧道口黏膜切开处。

1.定位

胃镜进镜至食管贲门部,观察贲门开口狭窄的情况及贲门距门齿的距离,以便于进行隧道下操作时定位,有助于确定黏膜下隧道有无通过贲门。隧道开口定于距离胃食管交界处(GEJ)上方 8～10cm 处,以食管右后壁为宜。

2.建立黏膜下隧道

距离 GEJ 上方 8～10cm 处食管右后壁处进行黏膜下注射(注射液为靛胭脂、肾上腺素和生理盐水的混合液)。用 Hook 刀纵向切开黏膜层约 2cm,以显露黏膜下层。用 Hook 刀沿食管黏膜下层自上而下分离,边分离边进行黏膜下注射,建立黏膜下隧道直至 GEJ 下方胃底约 3cm。黏膜下层分离过程中避免黏膜层特别是胃底部位的破损和穿孔。

在黏膜下层建立隧道过程中,由于隧道内视野有限,判断隧道是否通过 GEJ 有一定的难度,可通过以下几点来协助定位:①根据进镜刻度判断,在术前先确定贲门开口距门齿的距离,术中在建立黏膜下隧道时,可根据内镜进镜的刻度来判断是否到达 GEJ,除了少部分乙状结肠形的食管,内镜在腔内盘曲而引起刻度的较大误差外,一般情况下根据镜身刻度判断较为准确;②根据进镜阻力判断,当镜身接近 GEJ 时可以感到管腔缩小,镜身阻力增加,而通过 GEJ 后,管腔明显增大,镜身阻力则突然消失;③根据贲门处黏膜下栅栏状粗大、平行的血管判断,贲门下方胃体和胃底的黏膜下层内可见到较粗大的栅栏状平行血管,而在食管的黏膜下层中无这样的血管,因此当建立黏膜下隧道时,若前方黏膜下层出现这种血管,则可考虑已通过 GEJ;④当隧道内无法确认是否通过 GEJ 时,镜身可退出黏膜下隧道,通过食管贲门直接观察或进入胃腔倒镜观察分离止点是否到达 GEJ 下方 2～3cm。

3.环形肌切开

胃镜直视下从 GEJ 上方 7～8cm,应用电刀从上而下纵向切开环形肌至 GEJ 下方 2cm。切开过程中由浅而深切断所有环状肌束,尽可能保留纵形肌束,避免透明帽顶裂纵形肌束。对于创面出血点随时电凝止血。

4.缝合黏膜切口

完整切开环状肌后,将黏膜下隧道内和食管腔内液体吸尽,冲洗创面并电凝创面出血点和小血管,内镜退出黏膜下隧道,直视下应用 4～6 个金属夹完整对缝黏膜切口。

(三)术后处理

患者术后当天禁食、补液,静脉使用质子泵抑制剂(PPI)和抗生素,观察有无颈部和胸前皮下气肿。术后第 2 天胸部 CT 检查有无纵隔气肿和气胸。术后第 4 天拔除胃管,进食流质。

对于术中出现气胸的患者,可用深静脉穿刺细管替代常规粗的胸腔引流管,于气胸侧锁骨中线第 3、4 肋间处穿刺排气,术后接胸腔闭式引流瓶继续引流,促进压缩的肺组织扩张。

术后第 1、2、3 个月复查胃镜了解食管创面和贲门口状况,食管 X 线造影检查了解食管腔扩张和贲门口通畅度。

(四)并发症预防及处理

1.纵隔气肿和皮下气肿

纵隔气肿和皮下气肿是最常见的并发症,发生率为 63.9%(76/119),除少数纵隔气肿患者主诉胸痛外,绝大多数患者无明显不适症状,3 例通过注射针皮下穿刺排气后症状缓解,其余均无特殊处理,气肿一般在 2～3 天后自行吸收消退。

2.气胸

食管在解剖结构上比较特殊,其固有肌层外无浆膜层,固有肌层一旦缺损即可引起气胸和皮下气肿。所以,在内镜手术时,尽量不要损伤食管的外膜或胃的浆膜层。采用 CO_2 灌注,皮下气肿和气胸、气腹症状可以在术后迅速好转。POEM 手术需完全切断食管环形肌,如在隧道内进行手术操作时充气过多,气体极易漏入胸膜腔而引起气胸。

轻度气胸在术中和术后均无明显表现,患者无症状,仅在术后常规例行 X 线胸片或 CT 检查时发现。较严重的气胸,在术中即有表现,患者全身麻醉状态下无主诉,但表现为心率加快,可大于 100 次/秒,在气管插管吸氧状态下氧饱和度降低,可低于 95%,加大氧流量和潮气量仍不升高,术中行胸腔穿刺抽出气体即可明确诊断。术后患者表现为胸闷、呼吸困难及吸氧状态下氧饱和度降低,X 线胸片和 CT 可明确诊断,并可判断肺压缩的程度。一旦术中及术后皮下气肿明显,可用 8 号针进行皮下穿刺放气,同时可使用静脉穿刺导管行胸腔穿刺,外接水封瓶行闭式引流,必要时可行负压吸引,一般引流 2～3 天患者肺即可复张,复张后拔管,获得痊愈。对于轻度的皮下气肿和气胸(气胸体积小于 30%),均可通过保守治疗(如保持半卧位、吸氧、心电监护、鼓励患者咳嗽、抗生素静脉滴注等)获得好转或治愈。据报道气胸的发生率为 19.3%(23/119),其中 7 例行胸膜腔穿刺联合闭式引流术,引流 2～3 天后复查 X 线胸片或 CT,如肺复张良好,即可拔除胸管。

3.迟发性出血

建立黏膜下隧道时,一般要沿着黏膜下层和固有肌层间隙进行,可以减少术中出血,术中对黏膜下层的粗大血管要采用热活检钳远离黏膜面进行预防性电凝处理。在对固有肌层进行操作时,由于肌层中小血管及侧支循环较为丰富,如术中没有采取预防性止血措施,易发生术中出血,而隧道内空间有限,一旦发生较大量的出血,会严重影响手术视野,为止血和继续手术带来很大的困扰,且易导致黏膜层和肌层的损伤,而引起穿孔。术后迟发性出血较为少见,如出现大量呕血,或从胃管中引流出大量新鲜血液,立即行胃镜探查,在直视下电凝止血,并用金属夹闭合创面,如止血效果不满意,行三腔二囊管留置压迫止血,也可达到较满意的止血效果。

4.肺炎、肺不张和胸腔积液

肺炎、肺不张和胸腔积液等并发症均与术后的肺、纵隔的反应性炎症有关。绝大多数患者无症状,少数有轻微的发热和胸痛等症状,一般经过抗感染等保守治疗即可痊愈。据报道,POEM 术后肺部少量炎症和节段性肺不张的发生率为 49.6%(59/119),所有患者均经抗感染等保守治疗后痊愈。胸腔积液的发生率为 49.6%(59/119),仅 2 例为中等量积液,行胸膜腔闭式引流术后 3 天痊愈拔管,其余均为少量积液,均经保守治疗后痊愈。

5.气腹

有报道的 POEM 术后经腹部 CT 证实的气腹发生率为 39.5%(47/119),绝大部分为少量气腹,患者无任何症状或体征,无需特殊处理。手术操作中若出现气腹,此时应注意控制送气,密切观察气道压力、氧饱和度和腹部情况。若气腹明显,可以用腹腔穿刺针于右下腹穿刺排气,并留置穿刺针至术毕,确认无气体排出时再拔除。出现气腹的病例中,除少数病例术中环形肌切开时损伤了胃浆膜层外,大多数病例的浆膜层并无损伤,可能是胃内气体压力较高,经浆膜层的小裂隙漏出所致。

6.黏膜下隧道内感染

黏膜下隧道内术后发生黏膜下层继发感染也是可能的并发症,感染发生的基础是出血和积液。术前预防性使用抗生素,术中创面要严密止血,关闭黏膜切口前可以用无菌生理盐水反复冲洗隧道,清除坏死组织和焦痂,术毕严密牢靠缝合黏膜切口,可以避免术后隧道感染的发生。

(五)POEM 的优势和应用前景

与传统手术治疗相比,POEM 治疗具有许多优点,如:该手术可通过内镜观察和测量,对食管下段贲门狭窄段进行准确定位,确定切开长度和深度,肌切开后可感受内镜通过贲门的阻力变化,判断疗效;该手术由于有内镜的放大作用,在内镜下进行食管括约肌切开,切开深度可以掌控,疗效确切。由于是在隧道内进行切开,避免直接切开覆盖于平滑肌上的食管黏膜,有助于快速恢复。而经颈部切口纵隧道 Heller 肌切开术则无法在术中判断肌切开的长度和深度,也无法即时判断肌切开后的疗效,而且食管穿孔风险较高。Inoue 报道的 17 例 AC 患者经 POEM 治疗后食管下括约肌静息压由术前平均 52.4mmHg(1mm Hg=0.133kPa)下降至术后平均 19.9mmHg,无严重手术并发症,平均随访期 5 个月,仅 1 例发生反流性食管炎,采取质子泵抑制剂治疗后效果满意。某医院内镜中心于 2010 年 8 月在国内率先开展了 POEM 手术,目前已完成 500 余例 POEM 手术,手术成功率在 98% 以上,未发生一例严重并发症和死亡病例,近期效果较好,95% 以上患者症状明显改善,随访至今无再发病例。

POEM 应用隧道内镜治疗术在内镜直视下进行食管贲门的环形肌切开,达到与 Heller 手术同样的技术要求,短期内疗效相似,优于其他内镜治疗方法,而且可避免开胸或开腹手术,创伤小,术后患者恢复快,住院时间短,治疗费用低,疗效肯定,因此已逐渐被用于 AC 的治疗。但是 POEM 手术是建立在熟练使用内镜 ESD 手术技术之上,掌握操作有一定难度,而且 POEM 手术开展至今只有 9 年余的时间,其长期疗效和远期并发症仍有待长期随访观察。

第五节　内镜经黏膜下隧道肿瘤切除术

一、消化道黏膜下肿瘤概述

消化道黏膜下肿瘤(SMTs)是一组来源于消化道黏膜下方各层病变的统称,它们在内镜下表现形态相似,即表面覆有正常黏膜的隆起性病变。按其来源层次不同,分为来源于黏膜肌层(如平滑肌瘤等)、黏膜下层(如类癌、颗粒细胞瘤等)和固有肌层三类(如间质瘤、血管球瘤、神经鞘瘤等)。

二、传统治疗方法

近年来,随着电子内镜和超声内镜在临床的普及和发展,越来越多的消化道黏膜下肿瘤(SMTs)被发现和得到诊断。SMTs 一般无特殊临床症状,其来源和性质很难确定,尤其是来源于固有肌层的消化道间叶组织肿瘤,大都具有恶变的可能,当肿瘤生长到一定体积时,即会出现浸润邻近组织器官或血性转移等恶性肿瘤的特征。因此,早期切除肿瘤,获取准确、完整的病理诊断是必要的。切除 SMTs 的方法目前有多种,包括开放性外科手术切除、腔镜外科手术切除和各种内镜下切除。

目前外科手术切除的方式,不管是开放还是内镜下,一般均采用局部切除,无需进行区域淋巴结清扫,因为绝大部分 SMTs 很少发生区域淋巴结转移。但外科手术创伤较大,术后病人恢复慢,住院时间长(一般 10～14 天),治疗费用也较高(一般 2～3 万元)。手术相关并发症(如术后肠粘连、伤口感染等)发生率较高,术后生活质量明显下降。

传统的内镜下电切除术或套扎法切除 SMTs,容易导致出血、穿孔和肿瘤残留,尤其是对于来源于固有肌层的 SMTs,在切除肿瘤时可能会需要全层切除(包括固有肌层和浆膜层),这样就破坏消化道的完整性,导致穿孔的发生,虽然大部分病例穿孔可以在内镜下成功修补,但是有时在内镜下修补很难达到完全封闭的目的,部分患者术后可能出现消化道漏和胸、腹腔的继发感染,必然会增加患者痛苦,导致住院时间延长及手术费用增多。

三、内镜经黏膜下隧道肿瘤切除术(STER)

(一)术前准备

内镜经黏膜下隧道肿瘤切除术(STER)治疗前胃镜头端附加透明帽。STER治疗均在气管插管、全身麻醉下进行,术前半小时给予静脉应用抗生素预防感染。

(二)操作方法及技巧

STER 是通过在病变部位的口侧端 3～5cm 处切开黏膜,在黏膜下层进行剥离,建立黏膜下隧道,并逐步剥离达到肿瘤部位,充分暴露肿瘤后,直视下将肿瘤完整切除,然后经由隧道取出肿瘤,最后关闭隧道入口黏膜。具体操作方法和技巧如下。

1.定位

内镜寻找到肿瘤,并准确定位,对于不易定位的贲门部 SMTs,可以于黏膜下注射少量靛胭脂或美蓝原液帮助定位。

2.建立黏膜下隧道,显露肿瘤

选择距离 SMTs 近口侧直线距离 5cm 处食管或胃黏膜作为切口,将 2～3mL 靛胭脂、1mL 肾上腺素和 100mL 的生理盐水混合后,用注射针注射将局部黏膜层隆起,用电刀纵向切开黏膜 1.5～2cm,初步分离切开处黏膜下组织,内镜即可借助头端透明帽沿切口进入黏膜下,用电刀逐步分离黏膜下层及肌层,在黏膜下层和肌层之间形成一纵行隧道,分离直至跨过肿瘤 1～2cm,显露肿瘤。建立隧道的过程中注意避免损伤黏膜面。

3.直视下完整切除肿瘤

应用电刀沿肿瘤周围分离固有肌层,保持瘤体包膜完整,将瘤体自固有肌层剥离,尽量避免损伤食管外膜或胃壁浆膜层。对于部分瘤体与浆膜紧密粘连的SMTs,若无法将瘤体直接剥离,可应用电刀沿瘤体周围切开浆膜,完整切除肿瘤。切除过程中如瘤体突向胃腔外,换用双钳道胃镜,异物钳拖拉瘤体至隧道内,应用圈套器圈套电切包括周围固有肌层和浆膜层在内的瘤体。此时若气腹情况较严重,可以用腹腔穿刺针于右下腹穿刺,持续排气,减轻腹压。注意避免切除的肿瘤落入腹腔内,同时注意切缘的止血,避免腹腔内的游离出血。

4.缝合黏膜切口

肿瘤切除后,以 APC 或热活检钳处理出血灶和可见的小血管,若食管外膜或胃壁浆膜层完整,可用生理盐水反复冲洗黏膜下隧道,内镜退出黏膜下隧道,直视下应用 4～6 个金属夹完整对缝黏膜切口。

胃腔内的 STER,与食管部位不同的是,由于胃腔大,且胃壁的扩张和收缩性、黏膜的延展性均较食管大,在胃部建立黏膜下隧道和食管有很多不同,具体如下。①由于受到内镜操作的限制,不是所有的解剖位置都可以顺利建立隧道,一般贲门部、胃体小弯侧和胃窦大弯侧的 SMTs 是最佳适应证,而胃底、胃体大弯侧以及胃窦小弯侧的 SMTs 则不宜采用 STER 的方法进行肿瘤切除,建议采用 ESE 方法切除;②建立黏膜下隧道时,考虑胃壁有一定的伸缩性,仅需选择距离瘤体近口侧3cm 左右胃黏膜作为切口即可;③与食管壁被周围组织结构包绕不同,胃壁大部分处于游离腹腔中,对于部分瘤体与浆膜紧密粘连的 SMTs,完整切除包括周围固有肌层和浆膜层在内的瘤体时,要注意防止瘤体滑入腹腔;④由于胃壁黏膜相对肥厚,切除瘤体后黏膜发生内翻,不易完整对缝黏膜切口,可以用 CRE 扩张气囊将切口黏膜外翻对齐,便于金属夹对缝切口。

(三)术后处理

STER 是隧道内镜技术重要的组成部分,其并发症的预防及处理与前节所述中 POEM 相同。但是 STER 更加强调在操作过程中仔细、谨慎地保护黏膜,尤其是对于食管胃固有肌层肿瘤,特别是部分深肌层肿瘤与食管外膜或胃浆膜紧密粘连,完整切除肿瘤时,必须同时切除瘤体周围固有肌层和浆膜层,造成"主动穿孔",不可避免地导致气体直接进入胸、腹腔,出现气胸或气腹。对于出现气腹的患者,术后继续用腹腔穿刺针排气,确认无气体自排气针中排出时再拔除;对于出现气胸的患者,可用深静脉穿刺细管替代常规粗的胸腔引流管,于气胸侧锁骨中线第 3、4肋间处穿刺排气,术后接胸腔闭式引流瓶继续引流,促进压缩的肺组织扩张。术后将切除病变以中性甲醛液固定送病理检查,确定病变性质。术后观察有无胸闷、气急、气绌、腹痛、腹胀和腹膜炎体征;常规使用质子泵抑制剂、抗生素和止血药物。术后禁食 1 天,第 2 天如无胸闷、气急、腹痛及 B 超检查无胸腔积液或腹腔积液的患者可进流质。术后 1、3、6、9 月复查内镜,观察创面愈合情况以及病变有无残留或复发。目前,某医院内镜中心已完成 STER 手术 200 余例,手术成功率在 99%以上,未发生一例严重并发症和死亡病例,术后无迟发性消化道出血、消化道漏和胸腔感染者,随访期间无一例病变肿瘤残留复发或隧道内种植。

(四)STER 的优势和应用前景

与以往的治疗方法相比,STER 微创治疗来源于固有肌层的 SMTs,其创新性与优势在于以下几点。①国际首创应用隧道内镜技术,直视下进行固有肌层肿瘤的切除,这样既能完整切除肿瘤,又可避免损伤周围的组织和脏器而导致严重并发症的发生;②STER 选择在瘤体上方 3～5cm 处切开黏膜,建立黏膜下隧道,使肿瘤切除部位黏膜层保持完整,而在非肿瘤切除部位的隧道入口关闭创面,既能保证术后缝合黏膜切口后可以完全恢复消化道的完整性,避免出现术后消化道漏和胸、腹腔的继发感染,又最大限度地减少了手术的时间;③STER 既不同于传统内镜下食管及胃腔内的治疗,也不同于经自然腔道的食管及胃腔外的内镜治疗,而是巧妙地利用消化道黏膜和固有肌层之间的空间建立隧道进行操作。④STER 手术时间短(最短 25min),创伤小,术后患者恢复快,住院时间短,治疗费用低,疗效肯定,术后随访无一例肿瘤病变残留复发或隧道内种植。⑤STER 可以达到术后完全无体表瘢痕,充分体现了微创治疗的优越性。

隧道内镜治疗术仍有很大的发展空间,目前正开展经食管的隧道内镜和胸腔镜相结合(简称双镜结合)的微创技术,在逐步克服单纯隧道治疗术的局限性。例如,对于大于 4cm 或一些不规则生长的固有肌层肿瘤,由于隧道空间有限,完整切除较为困难,而双镜结合则可很好地解决这个困难,大大减少患者创伤。相信在不久的将来,随着内镜技术和器械的进一步发展,黏膜下隧道治疗术必将应用于更广泛的领域。

第七章　消化道异物取出术

一、适应证和禁忌证

(一)适应证
(1)异物在食管、胃、十二指肠球部者。如果备有小肠镜,深度可能允许更深一些;

(2)患者愿意合作;

(3)估计异物能顺利地通过消化管道取出来;

(4)没有禁忌证者。

(二)禁忌证
(1)心、脑、肺、肝、肾功能严重不全,不能耐受常规胃镜者,这一点和常规内镜相同。

(2)已经有明显胃肠道穿孔表现者。例如腹部出现压痛、反跳痛、板样腹,X线显示膈下有游离气体。此时属外科手术的适应证。

(3)患者不合作者。取异物必须要患者合作,操作时间比常规胃镜检查长,所以需要患者配合。如果患者不能配合(例如小儿、精神病患者或被强制手术者等),需用麻醉。

(4)严重出血倾向,为相对禁忌。

(5)异物过大,外表锋利尖锐而又没有相应的器具时,取异物的风险大于成功的概率。

二、取出异物的关键

(一)器件准备
1.钳取用器械

(1)常规胃镜:包括纤维胃镜和电子胃镜。如果有双活检孔胃镜更好(少数时候可能需要)。偶尔有时也需要用十二指肠镜和小肠镜。

(2)活检钳:使用频度是最高的。由于其抓取范围小,适用于纤细的、薄的、表面不是特别滑溜的异物。有时也用于将异物翻身、更换方向等操作。如果异物有孔,可将活检钳伸入孔内,再打开,使其卡住异物再拉出来。

(3)圈套器:适用于套取长条型的异物,例如筷子、铁丝等。

(4)网篮:适用于探取外形浑圆、直径不太大的异物,例如戒指、玉石饰品。异物的大小必须能被套进网篮内。

(5)爪钳:包括两爪钳、三爪钳、五爪钳等。爪钳张开后,开口比较大,因此适用于活检钳钳不住的比较大一些的异物。操作中要注意爪钳的关闭,应将钳爪收入钳身套管里面去,关闭爪钳同时要把钳身套管适当向前推,使爪钳恰好钳住异物。

(6)异物钳:一种专用于取异物的工具,外形类似于活检钳,但钳口较普通活检钳长。有鼠齿型、长鼠齿型、鳄口型、橡皮头型等,目的都是为了钳住异物后不易滑脱。异物钳适用面比较广,探取异物机会比较多的医院建议都备上几支。

(7)剪刀:有时需要用于剪断缝线、蔬菜纤维、头发等。

2.保护用器械

外套管适用于探取外表面锋利、尖锐的异物,例如刀片、针等,因在取出过程中容易损伤胃壁、食管壁,这时用套管保护可很好的防止受伤。套管要比胃镜外径略粗一些,胃镜能方便地在里面滑动。一般是利用老式的用于注射食管曲张静脉的ST-El透明塑料套管,或 EVL 套管,还可使用套扎食管曲张静脉用的外套管,以及透明黏膜吸套,也有人自己制作。有医师介绍用普通的塑料薄膜或乳胶指套,在胃镜头部裹 1~2 层,用线绑牢,向后翻在胃镜镜身上,当夹住异物后,将胃镜向后退,利用贲门使后翻的塑料薄膜向前翻,套住异物再一起拔出,也不失为一种好方法。

3.其他器械

(1)三腔二囊管:有时可用于扩张食管,便于取出横跨、嵌顿于食管内的尖锐异物。

(2)高频电击仪:有人试用于作胃结石破碎之用,有一定效果。

(二)患者准备

1.术前摄片

凡是怀疑吞有异物的患者,都要首先拍摄一张立位的腹部平片,初步判断一下异物是否可能在胃内。如果异物阴影在上腹部的胃投影范围内,则异物仍然在胃内的可能性比较大,可以进行胃镜下探取异物的操作。如果异物阴影在下腹部,一般都不会在胃内,多半进了肠道,除非异物非常沉重,考虑异物有将胃压向盆腔的可能。建议一般不必做胃镜。如果异物阴影在中腹部,判断是否在胃中就比较困难,可以做胃镜试探。

有的医师怀疑患者的异物在食管,常常建议患者做食管吞钡透视,但如果考虑到患者有可能做胃镜,不建议做钡透,以免大量的钡剂影响胃镜观察。

许多患者怀疑误吞异物时,往往刚进食,估计胃内有大量食物,则建议暂缓做胃镜,因为食物不仅会影响观察和寻找异物,因有时在做胃镜时会引起患者的呕吐,而误将食物呛入气管导致窒息,得不偿失。

2.术前评估

决定手术前,需要评估一下胃镜探取异物带来的风险和成功的可能,并向患者及其家属声明清楚,患者及家属同意后,要签署手术知情同意书。

根据异物的外形、大小,表面是否锋利、尖锐口,以及手术者技术熟练程度等因素,评估一下胃镜手术成功的可能性。一般异物体积较大,不容易抓取;有锋利、尖锐口的异物容易造成穿孔、损伤;异物外表不容易抓持,使得手术难度增加。

对于异物存在在体内比较久的患者(3d 以上),还要注意有否局部疼痛、发热等感染可能,注意有否穿孔、出血等并发症的迹象。如果出现这些并发症,建议最好放弃胃镜而改用外科治疗。必要时可借助 X 光摄片、CT 帮助了解有无并发症,以及异物是否已经刺入黏膜内。

3.操作准备

同一般胃镜检查准备。可使用基础麻醉,特别是针对不能合作的患者。患者所躺的操作台需要在头部周围空出一定的空间,当异物从食管、口腔拉出时便于让助手帮忙。

（三）操作过程

1.观察、寻找异物

观察、寻找异物通过胃镜进入食管时应缓慢,因为进镜过快可能会加重异物对食管的损伤。胃镜进入胃内,首先需要耐心的观察。有时患者胃内有大量食物,异物相对较小,需要医师在食物堆里仔细寻找,可先向胃内注气,撑开胃腔便于寻找;也可通过活检孔道向食物堆里喷射水,冲开食物再寻找。

看到异物后,不要急于试着探取。应先观察异物有否已将食管、胃黏膜等损伤;异物外形适用于哪些工具;异物上最佳附着点;胃内食物有多少,是否影响探取等。根据这些情况先考虑清楚,需要准备哪些工具,先进行哪一步,再进行哪一步等。

2.理顺异物方向

长条形的异物需要注意其方向性,比较理想的方向是异物的长轴与胃(或食管)的长轴平行。如果垂直于胃(或食管)长轴,常常会刺入黏膜壁中,卡在腔道中。这时首先要观测这个异物的两头,选择相对方便的一头,慢慢拔出,并离开黏膜壁。此时可同时向腔道内充气,便于拔出。有人使用三腔二囊管,或者其他带气囊工具,在食管内充气,扩张食管腔,可使异物容易拔出黏膜。

一些异物(例如动物骨)卡在食管(或胃)内,无法动弹,可以试将其翻个身,或转个方向;如卡在食管内的异物操作不方便,也可先将异物推入胃腔内,空间大些,方便操作;十二指肠蛔虫钻入十二指肠乳头,用圈套器套住后,由于方向呈锐角,强行拔出胃镜,有可能拉伤十二指肠乳头。这时需要先将胃镜连同圈套器、蛔虫一起向前送入降部远端,使蛔虫全部拔出乳头,然后从反方向拔出胃镜。必要时,可以让患者转动体位,也许能让异物换一个方向,更便于移动。

3.破碎异物

有些异物,例如胃结石、食物团块、毛发团块等,就需要先进行破碎,然后让其自己排出。破碎异物时可使用活检钳、剪刀、圈套器等工具,采用剪、勒、翻、戳等方法松解、破碎异物。破碎胃结石常常不容易,因为结石的结构一般比较紧,需要反复操作,先想法在结石中打一孔,从中间一点一点挖,这样结石容易被控制住,不容易打滑;分次破碎后分次取出。

有人试用高频电击碎石仪电击柿石,效果较好,但要求柿石质地要坚硬些,与周围软组织的质地对比越大越好。

专用于破碎胆管结石的粉碎器,也可以试用于破碎如柿石、薄片状异物。

4.持异物

抓持异物往往是操作过程中十分困难的一步。异物边缘光滑,加上黏滑的胃液,给抓持带来难度。

如果是长条形异物,抓持一般比较容易,用圈套器套住一头即可拔出,但注意不要套在中间,尽可能套在接近头端,这样异物不容易卡住;如果是细小的长条形异物,例如针、线、铁丝,只要用活检钳钳持即可;不太大的圆钝形异物,可用爪钳、网篮;带孔洞的异物,可用活检钳伸入孔洞中张开的方法。或用活检钳钳住一条棉线,伸入孔洞中,再从另一侧拉出棉线,连棉线、异物一起拖出。

5.避免黏膜受伤

避免黏膜受伤应用外套管,可有效防止危险性高的异物在拔出时割伤食管、胃壁。当发现异物是刀片、或有尖锐的边缘，胃镜插入患者体内前应先做器械准备。ST-E1套管是可与胃镜分开的，随胃镜一起插入患者食管、胃内，然后可暂留在体内，而胃镜可反复进出，因而非常适用于胃内有数量较多的针、钉子之类异物，需要反复探取。但此种套管不易得到。透明黏膜吸套，或在胃镜头绑塑料薄膜套的方法，材料容易得到，但需要反复进入胃内时稍欠方便。当长条形异物拉出食管时，应让助手将患者的头后仰，颈部尽可能拉直，否则异物容易卡在咽喉部。

6.其他

有时异物卡在咽喉部拉不出来，可请耳鼻喉科医师用硬式食管镜及硬式钳帮助取出；异物成功取出以后，最好再进入胃内观察一次，观察有无出血、损伤等，观察有无遗漏了其他疾病。最后再将胃内所注的空气抽出，减轻胃胀等不适。

三、异物所致消化道损伤的治疗

（一）术后注意事项

1.术后观察胃肠道表现

取异物成功，如果异物外表圆钝、光滑，不容易产生胃肠道损伤，可以不需要特别观察。如果异物外表尖锐、锋利，体积较大，相对容易发生意外，则术后需要观察有无腹痛、呕血、黑粪等症，至少要观察24h，其间可以进食半流饮食。

2.如果手术没有将异物取出

估计一下异物的大小和外形，有可能从肠道排出体外的，请患者密切观察粪便里是否含有异物。一般观察2～3次粪便，多数应该能排出。如果粪便里没有观察到，可再次摄腹部X线平片以确定是否还留在体内。经常有患者不愿在粪便内翻找，以为异物还遗留在体内，摄腹部X线平片后发现异物已消失。如多次观察粪便，没有发现异物顺利排出，特别是又出现腹胀、腹痛，有梗阻倾向的，建议患者剖腹手术。

（二）并发症及其处理

1.消化道穿孔

探取尖锐的异物时，穿孔容易发生。例如取假牙、钢针时，没有在胃镜头端安装保护套，在拔胃镜时就容易刺伤食管壁，甚至穿孔。最容易发生穿孔的部位是食管、咽喉部，其次是十二指肠、幽门。食管内容易发生的部位是主动脉弓压迹，此处狭窄，同时紧贴主动脉，一旦穿孔容易伤及主动脉，发生致命危险，故需要特别当心。由于胃腔容积很大,且移动度也很大,异物不易卡在胃壁上,一般不容易在胃内发生穿孔。食管一旦发生穿孔,患者出现胸痛,颈部皮下气肿,呕鲜红色血,此时应当请胸外科医帅考虑手术治疗。十二指肠、胃发生穿孔,患者出现腹部刺激征,压痛、反跳痛、板样腹,也是剖腹手术指征。

2.消化道擦伤、出血

擦伤浅表、出血量少,一般不需要外科手术治疗,也不必用药治疗。必要时可服一些抑酸剂,帮助恢复。出血量较大时,如果条件允许,可用钛夹止血,局部黏膜下注射无水乙醇也可以试用。

3.异物嵌顿

异物嵌顿最容易出现嵌顿的部位是咽喉部、食管主动脉弓压迹处、食管内气管分叉压迹处、贲门、幽门、十二指肠内。此外,如果异物没有取出,随粪便向下排出时,也容易嵌顿在回盲部。出现嵌顿,应观察24h,若不可能自行排除体外,并出现腹胀、腹痛等症状进行性加重,就需要手术治疗。

4.消化道以外的并发症

如果患者年龄比较大,需要注意胃镜操作过程中出现心、肺等严重并发症。还有患者会出现癔病、虚脱、晕针、休克等并发症,需要事先有所准备,并配备一些抢救设施,操作医师理应会处理和治疗。

第八章 内镜氩离子凝固术(APC)

一、工作原理

APC 是一种内镜下非接触性热凝止血方法,近年来受到关注。其问世用于替代接触式的热凝法(热探头及双极电凝)及非接触的激光法。理论上的优点为容易使用,快速治疗多个病变(如 AVM)或广泛病变(如息肉摘除后创面及肿瘤出血),由于减少了穿透深度故较安全,以及较激光价廉。APC 并非激光,该技术用氩气将均匀分布的热能等离子流送至探头邻近的组织,探头尖端发送高电压火花使尖端喷向靶组织的氩气离子化,氩气不能燃烧,探头内的钨丝末梢止于尖端,其发射的 500V 峰值能量极易使氩气离子化,而离子化的氩气或等离子流喷向最接近的组织,输送的热能可穿透 2～3mm 深度,以线性或切面方向进行凝固。由于 APC 可输送能量至探头周围可导电的所有组织,故可用于治疗皱襞周围及视野正面看不清的病灶。

二、设备

由氩离子流凝固器(APC 300)、高频电刀发生器及标准 220cm 长口径 1.5～2.3mm 的导管,以及脚踏板、推车和氩气罐组成,控制面板上各种按键用于设置氩气流率、功率大小及不同用途,可用于息肉摘除、括约肌切开及双极电凝。新型消化内镜工作站(APC 2)具有氩气刀模块,可有多种治疗模式,包括强力、脉冲及精细等凝固术式,以达最佳治疗效果。

三、操作技术

内镜下确认了适合 APC 治疗的病灶后,将接地衬垫置于患者股部或肩部,然后打开氩气罐,接通发生器与凝固器电源,选择氩气流率 0.8～1.0L/min。重要的是,尽管只有踩脚踏开关时氩气可通过导管脉冲式流出,重复使用致肠腔明显充气,故需要间断经内镜抽气,但无须持续抽气。根据病灶部位选择功率,结肠与小肠功率应低于 40～50W,而胃病变或肿瘤清除则可设为 60～75W 甚至更大功率。凝固时的穿透深度取决于特定部位的功率及脉冲数,已经凝固的部位具有较大阻抗,随后的脉冲将自动转向邻近未凝固的组织,然而在同一部位反复脉冲可产生较深穿透损伤。使用前应测试导管喷射,将其对准发生器接地插座的测试靶,脚踩蓝色脚踏键进行脉冲发射,见其间有蓝色火光即可。插入探头前,术者应先按凝固器上的清机按钮将氩气充填导管。当蓝色尖端经内镜活检孔道伸出近病灶时,应将距尖端数厘米的黑色条纹显示以避免喷火时损伤内镜。一般来说,当目标距离探头小于 1cm 时发射脉冲,氩离子流可到达组织。因为 APC 在不同的患者及结肠不同的部位发生的效应略有差别,有人建议用第一次脉冲校准凝固器,即在距离靶目标较远处有意发射脉冲但无凝固发生,后将探头逐渐伸向病灶并发射脉冲直至凝固发生,以这种方式术者可确定对特定病变 APC 可发挥效应的最远可能距离。注意不要过于接近目标,如探头于喷射时直接接触黏膜,其凝固发生未经离子流,可导致类似单极电凝时的较深损伤。因此,上述校准技术特别适用于右半结肠治疗。应小心避免过度充气,特别是在结肠操作时,虽然产烟较少,亦应不时抽气以使视野清晰。探头可以孤立的脉冲凝固离散的病灶,亦可以"涂布"方式凝固多发病灶区域,后者需固定探头位置而术者右手持镜操作或以钟摆方式转向内镜先端使探头摆动。探头部位的组织炭化有时因直接接触组织而发生,需退出清除。胰高糖素可能减少结肠运动,有助于多发病灶时的治疗。

　　APC 后可发生表浅溃疡,多于 2～3 周内愈合,尽管理论上因减少了穿透深度而较为安全,但类似热凝止血技术可能发生的所有并发症早有报道。

四、临床应用

(一)动静脉形成不良

　　其解剖特点及表浅部位使之适于 APC 治疗。即刻止血率达 85%～100%,并有长程疗效,随访结果显示能提高患者血红蛋白及寻找降低输血率,治疗过程安全。APC 的优点为可以沿切线方向进行治疗及产生烟雾少,但不能直接冲洗,且病灶有液体覆盖故效果较差。

（二）西瓜胃（胃窦血管扩张症 CAVE）

文献提示治疗后明显提高血红蛋白及减少输血,平均治疗次数 1.8 次/每位患者,平均每次治疗时间 11min,完全清除率大于 60%,与激光或双极电凝治疗比较则显示疗程短。治疗后可有无症状溃疡,故治疗间隔应为两周,有报道较长期随访有增生性息肉发生。

（三）放射性毛细血管扩张

较大系列报道显示 APC 治疗持续顽固性出血性放射性直肠炎有效,平均治疗次数 2.9(1~8),大多数患者的直肠出血及贫血改善。部分患者治疗后有直肠疼痛,但尚无严重并发症报道。治疗时应避免探头接近齿状线,其后半数患者可有直肠溃疡,应予以氨基水杨酸(5-ASA)栓剂或激素灌肠,治疗间期为 4 周;肠道准备应充分,否则过多的肠道易燃气体蓄积有爆炸而致穿孔的潜在危险。

（四）分片息肉摘除术后处理

APC 可用于大的无蒂息肉分片切除后基底部残留腺瘤组织的清除及控制小出血,对照研究显示可减少术后腺瘤复发。

（五）肿瘤治疗

APC 可广泛用于减瘤体积、支架内肿瘤清除及肿瘤伴弥漫出血的治疗,对于不能手术的食管、贲门癌患者经过 1~2 次治疗的再通率为 84%,但有并发穿孔的报道。另外 APC 亦可用于癌前变的预防性治疗,如具有消除黏膜表层病变的 Barrett 食管(深度为 0.5~0.6mm)的治疗价值,总的来说,APC 治疗完全清除率为 63%,而监测组为 15%,两组差异明显,认为用 APC 治疗 Barrett 食管安全有效且疗效持续,肠上皮化生可能随时间而消失。治疗中需要考虑的问题包括:Barrett 上皮的长度;抑酸的方法与剂量;APC 的设置;治疗的方式;治疗后的监测等。发热、吞咽疼痛及胸痛为术后常见并发症,长段 Barrett 食管治疗时并发症率高,狭窄发生率为 4.3%~10%,亦有穿孔及死亡的报道;尽管大体及显微镜下显示清除,仍有于新生鳞状上皮下黏膜内腺癌发生;对于包括以内镜超声证实的黏膜癌或 TI 肿瘤,内镜下 APC 亦有一定价值。

另有少数报道显示 APC 联合镜下注射治疗出血性溃疡安全有效。

五、并发症

理论上由于 APC 减少了穿透深度及电流离子弧由已凝固组织自动转向周围

区域故较安全，然而像任何热凝技术一样，严重并发症也可能发生，特别是右半结肠，穿孔率为 0.2％。其他轻微的并发症包括皮下气肿、伴（或）无症状的气腹。发生的原因可能为盲肠内过度充气或不经意的探头直接接触肠壁产生较深的电灼伤所致。

第九章　消化道出血的内镜治疗

消化道出血是临床常见的严重症状。消化道是指从食管到肛门的管道,包括胃、十二指肠、空肠、回肠、盲肠、结肠及直肠。消化道出血可因消化道本身的炎症、机械性损伤、血管病变、肿瘤等因素而引起,也可因邻近器官的病变和全身性疾病累及消化道而引起。上消化道出血指屈氏韧带以上的食管、胃、十二指肠上段空肠及胰管和胆管的出血。屈氏韧带以下的肠道出血称为下消化道出血。

内镜下治疗消化道出血操作简单,费用低,安全、有效,可以使部分患者避免剖腹手术,应该作为首选方法在临床上推广应用。内镜下的止血方法一般分为如下几种:①药物喷洒法;②局部注射法;③凝固止血法(如电凝、激光、微波、热探头等);④机械止血法;⑤其他方法。其止血率在 90% 左右,并成为消化道病变的出血、血管畸形的出血保守治疗的最佳方法。疗效判断:①有效,病灶局部止血至 72h 以上无呕血、便血等;②无效,经重复喷洒止血药仍有出血或 72h 内有呕血或便血等。

一、上消化道出血

上消化道出血为临床上常见的急症之一,可分为静脉曲张性出血和非静脉曲张性出血。非静脉曲张性出血原因主要包括溃疡、炎症、黏膜病变、黏膜撕裂、肿瘤、血管异常(如血管瘤、动静脉畸形、胃黏膜下横径小动脉破裂(又称 Dieulafy 病)等)及内镜治疗后(如息肉切除术后、十二指肠乳头括约肌切开术后)出血等,其中消化性溃疡出血是非静脉曲张性出血的主要原因,70%～80%的溃疡出血可以自行止血,对于不能自发止血及再发性溃疡出血,以及其他各种原因引起的消化道出血,常须紧急止血。特别是胃黏膜下横径小动脉破裂出血,出血量大,死亡率高,传统的方法是选择急诊手术止血或药物止血失败后手术。

(一)上消化道出血原因分类

1.静脉曲张性出血

静脉曲张性出血包括门静脉高压、食管胃底静脉曲张破裂出血、门静脉高压性胃病、肝硬化、门静脉炎或血栓形成的门静脉阻塞、肝静脉阻塞(Budd-Chiari 综合征)等。

2.非静脉曲张性出血

改良 Forrest 氏分类法如下。

(1)Forrest Ⅰ:活动性出血病灶。

Forrest Ⅰa:喷射状活动性出血(动脉性)。

Forrest Ⅰb:渗出性活动性出血(静脉性或微小动脉性)。

(2)Forrest Ⅱ:近期出血性病灶(黑色基底、血块附着、突起血管残端)。

Forrest Ⅱa:有"可见血管残端"。

Forrest Ⅱb:无"可见血管残端"。

(3)Forrest Ⅲ:单发病灶但无近期出血迹象。

(二)常见出血病因

1.食管疾病

食管疾病包括食管炎(如反流性食管炎、食管憩室炎等)、食管癌、食管溃疡、食管贲门黏膜撕裂症、器械检查或异物引起损伤、放射性损伤、强酸和强碱引起的化学性损伤。

2.胃、十二指肠疾病

胃、十二指肠疾病包括消化性溃疡、急(慢)性胃炎(包括药物性胃炎)、胃黏膜脱垂、胃癌、急性胃扩张、十二指肠炎、残胃炎、残胃溃疡或癌,还有淋巴瘤、平滑肌瘤、息肉、肉瘤、血管瘤、神经纤维瘤、膈疝、胃扭转、憩室炎、钩虫病等。

3.胃肠吻合术后的疾病

胃肠吻合术后的空肠溃疡和吻合口溃疡。

4.上消化道邻近器官或组织的疾病

(1)胆道出血:胆管或胆囊结石、胆道蛔虫病、胆囊或胆管炎、肝癌、肝脓肿或肝血管病变破裂所致。

(2)胰腺疾病累及十二指肠:如胰腺脓肿、胰腺炎、胰腺癌等。

(3)胸或腹主动脉瘤破入消化道。

(4)纵隔肿瘤或脓肿破入食管。

5.全身性疾病在胃肠道表现为出血

(1)血液病:白血病、再生不良性贫血、血友病等。

(2)尿毒症。

(3)结缔组织病：血管炎。

(4)应激性溃疡：严重感染、手术、创伤、休克、糖皮质激素治疗及某些疾病引起的应激状态，如脑血管意外、肺源性心脏病、重症心力衰竭等。

(5)急性感染性疾病：如流行性出血热、钩端螺旋体病。

（三）治疗指征

1.适应证

除下述禁忌证外，其他局灶性出血均是内镜止血的适应证，内镜止血治疗失败、再出血或由于出血过猛而看不清出血病灶的患者都应进行手术治疗。

2.禁忌证

(1)大量漏出性出血，如主动脉-食管瘘、主动脉-十二指肠瘘等。

(2)弥漫性黏膜病变，如巨大血管瘤、弥漫性毛细血管瘤等。

(3)出血合并大穿孔，如十二指肠球部溃疡穿孔出血。

(4)食管、胃或十二指肠大动脉（器官滋养动脉）破裂出血。

(5)急性化学腐蚀性损伤或烧伤合并出血。

(6)精神病患者、不能合作者或体质极度衰弱者。

（四）治疗方法

目前临床上应用的内镜止血方法包括药物止血法（药物喷洒法和局部注射法）、热凝固止血法（电凝止血术、激光止血术、微波止血术和热探头止血术）、机械止血法等。

1.药物喷洒法

药物喷洒法简便易行，可直接观察出血情况及止血效果，实现及时止血，同时由于出血部位、病因及局部止血效果明确，可为非手术或手术治疗提供依据，但仅适用于少量渗血，且止血效果不稳定，再出血率较高者。药物喷洒法目前多用做其他止血措施的辅助手段，一般不作为单独的止血措施，适用于黏膜糜烂、溃疡、放射性肠炎或息肉摘除后基底的渗血，肿瘤表面的出血，对搏动性的出血难以奏效。

药物喷洒法常用止血药物如下。

(1)去甲肾上腺素：可作用于小动脉、小静脉的α受体，产生强烈的血管收缩作用，减少血流量，同时可起到局部冲洗、充分暴露出血部位的作用。常用方法是将16mL去甲肾上腺素加入200mL冰生理盐水中，局部喷洒，对弥漫性渗血有效，对出血量较大者只能起短暂止血或减少出血的作用。使用冰生理盐水是利用它进入消化道起降温作用，使血管收缩。同时，冰生理盐水可使消化受抑制，可使出血部位纤溶酶活力减弱。另外,通过使用血管收缩剂,还可以明确出血部位,为选择下一步治疗方案提供客观依据。

(2)凝血酶:一种由凝血酶前体(血浆中的必要成分)形成的蛋白质水解酶,可催化纤维蛋白原变成纤维蛋白而促使血液凝固,可用于毛细血管出血的局部止血以及外科手术后组织愈合。它的作用机理是将纤维蛋白原水解成 A 肽和 B 肽,由此形成纤维蛋白单体,单体进一步聚合,在血小板、红细胞和白细胞等参与下形成血凝块。此法简单,符合生理止血过程,对轻度出血最为有效,对动脉性出血或静脉曲张出血无效。病灶单独用凝血酶喷洒,用量为 200U 或 400U,方法是用生理盐水 20mL 溶解喷洒于出血表面。凝血酶可以和去甲肾上腺素联合使用。两药序贯使用,可模拟生理止血过程:收缩小血管,激活凝血系统,产生血凝块,从而达到快速止血的目的。

(3)孟氏溶液:碱式硫酸铁溶液,由硫酸亚铁经硫酸和硝酸处理后加热制成,是一种强烈的表面收敛剂。孟氏溶液遇血后发生凝固,可在出血的创面形成一层棕黑色、黏附在表面的收敛膜,以 5%～10%浓度最为合适。动物实验表明孟氏溶液能收缩出血灶周围组织的血管,甚至使血管痉挛,使出血减少或停止,并有促使血管凝固的作用。孟氏溶液可使胃肠道平滑肌强烈收缩,剂量过大可致剧烈腹痛和呕吐,现在临床已很少使用。

(4)巴曲酶:从巴西蛇的毒液中分离精制而成的止血剂,含有两种促血液凝固的酶,其中一种具有类凝血激酶样作用;另一种具有部分类凝血酶样作用。此外,巴曲酶尚有局部血小板激活作用,在出血部位激发白色血栓的形成而产生止血效果。通常 1～2U 巴曲酶用生理盐水 10mL 稀释后局部喷洒,止血效果较好。

还有一些其他的局部喷洒药物,如医用黏结剂等,这些药物目前临床上已较少使用,在此不做详解。

2.局部注射法

局部注射法使用特殊注射针,刺入局部黏膜或黏膜下层,注入药物来达到止血目的,常用药物有 1∶10000 肾上腺素高渗盐水、硬化剂、融合剂、巴曲酶、无水乙醇等。此法多用于有血管显露的活动性出血,于血管旁或血管内注射药物后,可使局部组织肿胀压迫血管并使血管收缩,同时能促进血管内血小板凝聚和血栓形成而止血。注射后止血有效率可达 94%～98%。

局部注射法常用止血药物如下。

(1)硬化剂:内镜下使用较广泛,所需器械设备简单,操作方便,止血效果确定。

硬化剂被注入黏膜下血管内或其周围,使血管壁增厚,血栓形成,周围组织纤维增生压迫血管而达到止血目的,适用于局灶性出血,特别是静脉曲张和血管畸形。常用的硬化剂有乙氧硬化醇、鱼肝油酸钠等。方法:确定出血部位后,从活检孔插入注射针,在出血灶中心及周围选择 3～4 点,每点注射硬化剂 2mL 左右,总量可达30mL,见鼓膜发白、出血停止为止。

硬化剂注射方法分为三种。①血管内注入法:在内镜直视下,通过特制的注射针,将硬化剂注射到血管内。硬化剂在血管内迅速凝固,并刺激血管产生炎症,最后机化,从而达到闭塞血管的目的。②血管旁注入法:将硬化剂注射到血管周围的黏膜下组织内,使局部组织发生急性炎症反应,挤压血管,最后由于组织纤维化而达到消除血管的目的。③血管内和血管旁联合注入法。但注射硬化剂过深、剂量过多时可能发生组织坏死,导致溃疡面积扩大,延迟愈合,甚至可能出现穿孔。

(2)肾上腺素:通常用 1∶10000 肾上腺素注射。肾上腺素止血机制如下:它具有血管活性作用,能导致黏膜下血管收缩,注射肾上腺素后局部肿胀压迫血管止血,肾上腺素可促进血管内血小板凝聚和血栓形成。

(3)无水乙醇:无水乙醇适用于活动性的小动脉出血。方法:从活检孔插入硬化针,在出血灶中心及周围 1～2mm 范围内选择 3～4 点,每点注射无水乙醇 0.1～0.2mL,注射速度应大于 0.2mL/s,插入深度不超过 2mm,注射总量小于 1.2mL。注射后观察出血部位变为紫红色或白色,出血停止。无水乙醇的优点在于价廉易获取,脱水固定作用强,引起组织收缩与坏死,促进血栓形成。但易产生注射后溃疡,需定期内镜观察。故在注射时应注意注射的深度、速度和剂量,还应注意根据肠壁厚薄适时调整。

3.热凝固止血法

(1)电凝止血术:利用高频电的热效应使组织蛋白凝固、血管闭塞而止血,适用于糜烂、溃疡的出血和息肉摘除后基底的渗血,禁忌用于结直肠静脉曲张引起的出血。方法:可先用生理盐水冲洗出血区,确定出血部位,清除局部血凝块,选择适当的电凝电流强度和电凝电极。不同高频电发生器所取的电凝指数不同,要仔细调节参数,一般调至电极和黏膜面之间刚能产生火花,有白色烟雾为佳。电极与黏膜面仅需轻轻地接触,通电时间要间断重复,每次数秒钟,可见黏膜面发白,出血停止。电凝止血术的缺点是电凝头离开组织易引起再出血,因此离开组织时不要松开脚踏开关,以防止再出血。

大肠的肠壁较薄,过度通电进行电凝止血会导致迟发性穿孔,非常危险。因此,使用止血钳(单极)通电凝固之际,应在把持住出血点后外拉热活检钳,使活检钳远离肠壁再电凝血管。可将对肌层的热损伤降低至最小限度。若有可能,最好使用对肌层影响极小的双极止血钳。

(2)激光止血术:激光照射于出血灶,光能转化为热量,局部高温使组织蛋白凝固、血管闭塞而止血。用于内镜下止血的激光有氩离子与钇铝石榴石(YAG)两种,氩离子激光功率低(6～14W),其光能易被血液吸收,穿透力较小,引起穿孔概率较小,对深部止血效果不可靠。而钇铝石榴石激光功率高(60～70W),穿透力强,对深部止血效果佳,但易引起肠壁穿孔。因为结肠肠壁较薄,深度出血概率不大,所以临床上多选用氩离子激光。详见第八章介绍。

尽管氩离子血浆凝固术具有许多普通高频电凝无法比拟的优越性,但受治疗部位的暴露困难、出血的速度较快、患者无法很好地配合等诸多因素的影响,常使其优越性得不到很好的发挥。另外,不恰当的治疗操作同样易于引发穿孔等并发症的产生,尤其应引起注意的是,千万不要有应用氩离子血浆凝固术治疗都是安全的想法。

(3)微波止血术:微波是指波长从 0.1mm 至 1m、频率从 300MHz 至 300GHz 的电磁波。微波通过辐射电缆进入人体内,作用于出血灶产生热效应,引起组织凝固、汽化和坏死、脱落。此外,还可导致辐射区凝固性血栓形成而止血。微波功率一般为 60～80mA,电极插入出血灶(针状电极)或接触出血灶(球状电极),用脚踏开关控制时间,治疗后可见局部汽化发白即出血停止。适用于糜烂、溃疡、息肉摘除基底的渗血和肿瘤出血,微波能止出血动脉最大直径 2mm,静脉 3mm,效果好又安全,缺点同高频电凝头一样,易再出血。因此,为防止再出血,在微波头离开肠壁组织瞬间也不要松开脚踏开关,应使微波头凝固的血管不会带脱。

使用方法:在内镜下找到活动性出血病灶后,视野不清时先用生理盐水冲洗,将微波电线通过活检孔,其电极伸出内镜 2～3cm,电极固定在出血部位后通电。采用功率 40～50W,通电时间 4～8s。可重复通电多次,直到出血停止,形成白色或暗色的凝固痂壳。出血面积小于 0.5cm 者用点灼法,一般不需加压。若糜烂较重或溃疡较深,可酌情加压点灼。出血面积大于 0.5cm 者用熨灼法,止血不彻底时加用点灼法,多数能 1 次止血,少数 2～3 次即可止血。在实施本疗法时,要求操作者技术熟练,电极头接触病灶时要做到稳、准,避免损伤正常组织。电极的类型、功率及时间要根据病变的部位、性质、大小而定。

(4)热探头止血术:将加热的金属探头加压于出血面,使组织凝固而达到止血目的。此方法无电流通过人体,比较安全、组织损伤小、深度浅、止血后组织修复快。其原型热探头由一个中空的铝圆筒构成,内有一个绕在陶制轴心上的加热线圈,此线圈与外面的铝圆筒彼此电绝缘,另有一个热电偶装在探头的尖端,用来测量瞬时的实际温度,通过自控系统调节热量,使之达到所需的温度。近年来 Olympus 公司又生产了多种类型的改良装置。用探头压住出血的血管,连续供给热探头几个脉冲的能量,每一脉冲给予 15～20J 能量,即可使出血部位及其周围黏膜变白,止血成功。临床上主要用于血管显露性出血的治疗。缺点是操作时无冲洗吸引装置,寻找出血点有一定的困难,探头与组织之间压力大小较难掌握,故在临床上使用较少。

4.机械止血法

机械止血法主要是应用金属止血夹进行止血操作,金属止血夹是现代内镜治疗中不可或缺的一个重要工具。内镜下应用金属止血夹是较为广泛应用的止血手段之一,对恰当病例进行熟练的金属夹操作,可以有效地止血和预防再出血,从而降低不良反应的发生。

所有金属夹均由两部分组成,一部分是金属置放操作器,另一部分是金属夹本身。金属夹安装在金属置放操作器的头部,通过内镜钳道推送至内镜前端,置放操作器手柄部控制着金属夹的张开、夹闭和释放。

Olympus 公司最新开发的 EZ-CLIP 可旋转金属止血夹装置器,仅为单层外鞘,无按钮,安装较为容易,只要滑动手柄就能方便地安装和释放金属夹,操作较原 HX-5LR 更为简便。止血夹装置器长度有三种:HX-110LR(1650mm)、HX-110QR(1950mm)和 HX-110UR(2300mm),旋转其黄色手柄可调节夹子方向。

OLympus 公司开发的各种型号的金属夹预装于不同颜色的塑料套内。张开角度分别为 90°和 135°。张开角度为 90°的有 HX-610-090 标准型(黄色)、HX-610-90L 标准型(蓝色)、HX-610-90S(白色);张开角度为 135°的有 HX-610-135 标准型(粉色)和 HX-610-135S(绿色)。每种止血夹有不同的臂长和最大张开长度。

随着内镜新技术的运用和不断革新,在内镜直视下用金属夹夹闭止血,大大提高了消化道出血止血治疗的安全性和治愈率。

金属止血夹发挥止血作用的主要机理与外科血管结扎或缝合相同,为一种物理机械方法,利用止血夹闭合时产生的机械力,将其周围组织与出血血管一并结扎,从而闭合出血的血管,以阻断血流达到止血目的。内镜下金属止血夹治疗消化道出血安全有效,适用于非静脉曲张性活动性出血及可见血管残端的病变的止血治疗。

在止血前,先用生理盐水冲净创面,找到出血部位,金属夹手柄前端安装好金属夹,内镜下发现出血灶后经钳道送入已安装好的置放操作器,送到内镜前端,推出金属夹,使金属夹开放至最大角度,调整夹子方向,将金属夹对准出血部位,顶上出血灶两侧黏膜并加压后收紧止血夹,当听到"咔嗒"一声后,说明夹子已完全合拢,此时退出置放操作器,即完成一个夹子的置放,根据出血情况及止血效果,决定放置夹子的数目。夹闭出血点后夹子呈直立位或不能活动表示钳夹牢固。

操作过程中需要注意如下几点。①夹子位置要准确,尽量调整好钻夹与出血灶接触的角度,钻夹与病灶的最佳角度为90°,因为垂直施压最为牢固,放置时应将夹子两脚顶紧出血灶两侧的黏膜,这样才能收紧病灶连同附近组织以阻断血流。②活动性出血,有时视野很难完全清晰,应在冲洗和吸引后对可疑出血部位放置数枚夹子,若冲洗吸引后视野转清,说明部分或全部夹住血管,这时可做进一步的补放,以达到完全止血。③在应用金属止血夹时,最初放置的止血夹最为重要,应尽量做到止血满意,一旦最初的几个止血夹止血效果不佳但又占据了空间,则后续放置止血夹就十分困难。④金属止血夹钳夹出血点后,有时金属夹脚间会出现渗血且不会自行停止,此时可在金属夹脚间注射硬化剂予以止血。⑤止血夹止血满意后,有止血夹脱落再出血的可能。

5.其他方法

(1)冷冻术:利用液氮快速降温,使局部产生缺血性梗死、凝固、坏死而达到止血目的的方法(以后再由上皮再生和肉芽修复)。使用方法:用液氮冷却金属探头,冷却到－80℃,探头与黏膜面接触,在出血部位分点冷冻止血,也有直接用液氮喷雾冷冻治疗。

(2)化学烧灼法:Donald 等用涂有 75%硝酸银的活检钳将硝酸银涂于出血创面而成功地止住了息肉摘除后的出血。其作用机制是化学物质使组织蛋白产生广泛的沉淀凝固而达到止血目的。该法操作方便,推荐用于小息肉和小动静脉畸形的治疗。

二、下消化道出血的内镜下治疗

下消化道出血是指由十二指肠与空肠移行部,屈氏韧带以下的小肠和结肠疾病引起的肠道出血。一般来说,出血部位越高,则便血的颜色越暗,出血部位越低,则便血的颜色越鲜红,或表现为鲜血。这当然还取决于出血的速度和数量,若出血速度快和出血数量大,血液在消化道内停留的时间短,即使出血部位较高,便血也可能呈鲜红色。

(一)分类

根据出血量的多少、速度的快慢、在肠腔内滞留时间的长短,其临床表现可分为三类:

1.慢性隐性出血

慢性隐性出血肉眼不能观察到便血,仅用化验方法才能证实(即所谓大便潜血阳性的内源性出血)。

2.慢性少量显性出血

慢性少量显性出血肉眼能观察到鲜红色、果酱色或咖啡色便血,少数速度较慢,在肠腔内滞留时间过久也可呈黑色,无循环障碍症状,不需输血治疗。

3.急性大量出血

大量鲜红色血便,常同时伴循环障碍(如低血压等休克症状),需用输血治疗的为严重出血。

上述各种类型出血,用常规检查(包括血液学)、硬管乙状结肠镜检查、结肠镜检查、钡灌肠检查不能找到出血来源的称为原因不明的下消化道出血。

(二)常见出血病因

1.肠道原发疾病

(1)肿瘤和息肉:恶性肿瘤有癌、类癌、恶性淋巴瘤、平滑肌肉瘤、纤维肉瘤、神经纤维肉瘤等;良性肿瘤有平滑肌瘤、脂肪瘤、血管瘤、神经纤维瘤、囊性淋巴管瘤、黏液瘤等。这些肿瘤以癌最常见,多发生于大肠。左半结肠好发,表现为少量鲜红便血。若发生在右半结肠,常呈果酱色或咖啡色血便。值得注意的是,结肠癌表现为隐性出血甚至黑粪者为数不少,而大量出血少见,一般常规检查均能诊断。乙状结肠、肝曲等部位因肠腔重叠,钡灌肠检查易漏诊,结肠镜可弥补其不足。息肉多见于大肠,主要是腺瘤性息肉,还有幼年性息肉和幼年性息肉病及 Peutz-Jeghers 综合征(黑斑息肉综合征)。息肉好发于直肠、乙状结肠,以少量鲜红血便多见,但少数可表现为隐性出血和大量出血。出血类型与部位有关,与息肉大小无明显关系,部分小息肉可出现大量出血,相反有的大息肉仅表现为隐性出血。

(2)炎症性病变:溃疡性结肠炎和克罗恩病并发出血约占 20%。在欧美,本病因发病率较高,目前仍是青年人中常见的下消化道出血原因之一。我国发病率远较欧美为低,但局限于直肠、乙状结肠的慢性结肠炎为数不少,是常见出血原因之一。引起出血的感染性肠炎有肠结核、肠伤寒、菌痢及其他细菌性肠炎等;寄生虫感染有阿米巴、血吸虫、蓝氏贾第鞭毛虫所致的肠炎,由大量钩虫或鞭虫感染所引起的下消化道大出血国内也有报道。非特异性肠炎有溃疡性结肠炎、克罗恩病、结肠非特异性孤立溃疡等。

(3)血管病变:近年来发现此为老年人常见下消化道出血的原因之一,尤其是伴心肺功能不全者。病变多见于右半结肠,常规钡灌肠检查不能发现,仅能用结肠镜和血管造影才能诊断,便血一般量不多,开始表现为隐性或少量显性出血,明显特征是反复发作。

(4)肠壁结构性病变:如憩室(其中小肠 Meckel 憩室出血不少见)、肠重复畸形、肠气囊肿病(多见于高原居民)、肠套叠等,这类病因在下消化道出血中的发病率尚有争论。肠壁结构性病变并不是我国下消化道出血的常见原因。

(5)肛门病变:痔和肛裂是成年人中引起少量鲜红血便的最常见原因。肛门病变并非结肠镜检查的适应证,一般用直肠镜或乙状结肠镜检查即能发现。

(6)小肠疾病:小肠出血是下消化道出血的一部分,但是小肠疾病所致下消化道出血较为少见。

2.全身疾病累及肠道

全身疾病累及肠道的包括白血病、出血性疾病、风湿性疾病(如系统性红斑狼疮、结节性多动脉炎、Behcet 病等)、淋巴瘤、尿毒症性肠炎等。

腹腔邻近脏器恶性肿瘤浸润或脓肿破裂侵入肠腔也可引起出血。

(三)诊断

下消化道出血大多数是消化道疾病本身所致,少数病例可能是全身性疾病的局部出血现象,当急性大量出血伴休克时宜暂缓施行结肠镜检查,其他可疑下消化道出血,均有结肠镜检查的适应证。

一般来说,出血部位越高,则便血的颜色越暗;出血部位越低,则便血的颜色越鲜红,或表现为鲜血。这当然还取决于出血的速度和数量,如出血速度快和出血数量大,血液在消化道内停留的时间短,即使出血部位较高,便血也可能呈鲜红色。若鲜血在排便后滴下,且与粪便不相混杂者,多见于内痔、肛裂或直肠息肉;中等量以上便血多见于肠系膜及门静脉血栓形成、急性出血性坏死性肠炎、回肠结肠憩室和缺血性结肠炎。血与粪便相混杂,伴有黏液者,应考虑结肠癌、结肠息肉病、慢性溃疡性结肠炎;粪便呈脓血样或血便伴有动液和脓液,应考虑菌痢、结肠血吸虫病、慢性结肠炎、结肠结核等;便血伴有剧烈腹痛,甚至出现休克现象者,应考虑肠系膜血管栓塞、出血性坏死性肠炎、缺血性结肠炎、肠套叠等；便血伴有腹部肿块者，应考虑结肠癌、肠套叠等；便血伴有皮肤或其他器官出血征象者，应考虑血液系统疾病、急性感染性疾病、重症肝病、尿毒症、维生素 C 缺乏症等。

急性大量出血的病因，以下消化道疾病为主，也有少数上消化道疾病引起。检查顺序：先用胃管吸引，如无血液而有胆汁可排除上消化道原因，如有血液或无血液、无胆汁，则不能排除十二指肠出血，均需进一步做上消化道紧急内镜检查。血尿素氮大于 30mg/dL(10.71mmol/L)，提示结肠以上部位出血，常规结肠镜检查可排除绝大部分结肠病因。一般采用保守治疗，待出血停止后做下消化道各种检查。如仍不能明确诊断，在活动性出血期做紧急上消化道内镜和结肠镜检查，寻找活动性出血灶。若需进行小肠出血的定位诊断可选用选择性血管造影、放射性核素扫描等补充检查。

（四）止血术前准备

1.患者准备

建立输液通路 1～2 条，以备抢救之用；对于已经存在失血性休克患者，应先纠正休克。患者肠道准备按常规消化道内镜检查治疗前准备。

2.时间选择

检查时间分为出血停止时期和活动性出血期紧急检查。一般最起作用的是出血停止时期，因为可以充分地清洁肠道，以保证内镜下肠黏膜和肠腔清晰可见。

3.设备选择

选择内镜工作通道为 2.8mm 或 3.7mm 的直视内镜，一般宜选用柔软度好、容易插入的单腔道结肠镜。双腔道结肠镜虽能较好地吸除血块和粪渣，但管道较粗且软，常遇到操作困难。单腔道结肠镜最好选用大钳道中长型并附有辅助注水装置的设备。检查时可不断注水冲洗血液附着的肠壁，还可快速吸除肠腔内血液及小的血液凝块，保持视野清晰。

4.操作方法

主要是一般结肠镜检查的选择原则，插入方法同常规急诊内镜检查。手术时进行结肠镜检查应有手术医生配合，插入常无困难；非手术时，与常规检查相同，因患者一般情况较差，病情变化大，不能忍受较长时间检查，故需凭借操作者的熟练技巧、轻柔动作，尽可能地缩短检查时间。

（五）适应证

除下列禁忌证外均为适应证：

（1）结肠巨大血管瘤出血者。

（2）广泛损伤性出血、广泛血管畸形、结肠血管发育不良者。

（3）消化道坏死穿孔合并出血者。

（4）消化道出血合并肠梗阻者。

（六）治疗方案

肠镜下止血适用于各种原因引起的下消化道出血，该方法安全有效，创伤小，目前已成为急诊下消化道出血的首选止血方法。临床上可根据不同的出血类型，按不同病因制订治疗方案，在未能明确出血的原因时，应先给予抗休克等支持疗法。患者绝对卧床休息，严密观察血压、脉搏、呼吸及末梢循环灌注情况，准确记录黑粪或便血次数、数量，定期复查血红蛋白、红细胞数、红细胞压积、血尿素氮、肝功能以及水、电解质等。补充全血，使血红蛋白不低于 100g/L、脉搏在每分钟 100 次以下。

第十章　消化道狭窄的扩张及支架置入术

第一节　消化道良性狭窄

一、食管狭窄

食管狭窄最常见的表现为固体食物的吞咽困难。虽然对于吞咽困难的患者首选的诊断方法,是用内镜还是用钡餐目前仍有争议,但大多数内镜医师更热衷于内镜检查,因为从诊断方面来说,除了对于贲门失弛缓症等这些少见疾病外,内镜优于钡餐,并且可以进行内镜下治疗。

食管良性狭窄的最常见的病因为胃食管反流病(GERD),由于质子泵抑制剂的广泛使用,溃疡性狭窄已经有所减少,复发也有所减少。食管狭窄的另一个常见病因为腐蚀性狭窄,常常由于摄入强碱或强酸所致。与溃疡性狭窄相比,腐蚀性狭窄更容易复发,需要多次扩张。另外一些少见的原因为放疗、感染、药物和硬化剂治疗后所致的食管狭窄。食管的外压也可以引起与食管狭窄相同的症状。引起食管外压最常见的原因为纵隔肿瘤,如乳腺癌、肺癌和淋巴瘤,也可以被结核和组织胞浆病的淋巴结压迫,或被畸形的右锁骨下动脉所压迫,最近也有报道在嗜酸细胞性食管炎中可以出现食管直径变细,这些症状可与有皱襞的环状食管相重叠,这类患者在行扩张治疗的时候更容易出现并发症。

1.食管狭窄的扩张

食管狭窄的扩张大多数报道食管良性狭窄的治疗,绝大多数为溃疡狭窄的患者。最常用的为 Savary 探条(Wilson-Cook),其为一系列不同直径的扩张探条,直径从 5~20mm(15~60F)不等。

在透视下扩张的目的是改善食管扩张的安全性,但所发表的资料目前还不能支持这一点。有认为只有非常紧的、长的或扭曲的狭窄,而且导丝不能很顺利通过狭窄时,才需要 X 线透视的帮助。在一个 300 多病例的研究中,只有 8％的病例需要在 X 线透视下扩张。

通过导丝的气囊扩张往往需要在 X 线透视下进行,在一些医院内这一治疗需在 X 线下进行,而大多数气囊扩张是在内镜下进行的。通过内镜的活检孔道,在直视下置入一个顶端为圆锥形的气囊穿过狭窄部位,如用水(或造影剂)来扩张气囊比用注气更加有效,因为对于那些张力比较高的狭窄,液体很少被压缩,气囊的长度为 3～8cm,但一般通常用比较长的气囊(5～8cm),充气后气囊的直径一般为 6～20mm(18～54F)。

2.食管扩张的方法

所有的患者包括服华法令或有凝血缺陷的患者术前需纠正,在扩张中很常见一过性的菌血症,对于高危患者群必须提前用抗生素。

如用探条扩张,第一根探条应该选择与狭窄部位的大小相似,若再增加的探条大小不要超过三根探条,这就是三根规则,但是没有研究确认使用这一规则就一定能保证安全。但有系列报道用气囊扩张时,其气囊直径都大于三根规则的探条直径,其中一个大样本 400 例的报道,均用大的扩张器(≥45F)一次扩张到位,只有 1 例发生穿孔,对于穿孔和出血的风险,还是需要谨慎对待,不要在一次治疗中太多次的扩张,可以 1～2 周后再次进行扩张,直到合适的大小。

3.食管扩张的并发症

食管扩张最主要的并发症是穿孔和出血。其发生率穿孔为 0.5％,出血为 0.5％。用带导丝的探条扩张并发症较少,但如果遇到张力比较高、比较长而扩张困难的狭窄,将会出现更多的并发症。穿孔后患者常出现疼痛,但皮下气肿小会很快发生,假如疑有穿孔时,胸部 X 线检查和口服水溶性造影剂检查是必须的。必要时请外科会诊,但许多穿孔可以行保守治疗,如禁食、静脉用抗生素。如果出血比较严重,需要输血治疗,并需要再次胃镜检查,以决定是否需要在内镜下进行止血治疗,但大部分由于撕裂造成的出血大多可以自行止血。

食管扩张经常伴发短暂的菌血症,在扩张后进行的血培养显示,菌血症的发生率为 20％～45％。虽然有这么高的菌血症发生率,但报道出现感染并发症的却很少。近来,对于有高危情况的患者进行扩张时,推荐使用抗生素,例如:心瓣膜修补术的、有细菌性心内膜炎病史的、体肺动脉分流的、人造瓣膜植入的(<1 岁的)的患者。也有人推荐对中度危险和低度危险的患者应用抗生素,但没有充分的资料

证明是合理的,中度危险的患者有:二尖瓣脱垂伴功能不全的、风湿性心瓣膜病伴功能不全的、肥厚型心肌病或先天性心脏病患者;低危险性患者有:肝硬化、腹水患者。也有许多临床医师对于各种危险性的患者在扩张治疗后,均预防性应用抗生素。

4.狭窄的复发

狭窄的复发在质子泵抑制剂应用于临床以前,约有 60% 的患者因吞咽困难需要反复扩张,使用质子泵抑制剂后,对于溃疡性狭窄的患者,在一年内需要反复扩张的少于 30%。影响狭窄复发的因素与狭窄的严重程度和使用的扩张器直径大小有关。

5.顽固性食管狭窄

顽固性食管狭窄常见于由于腐蚀损伤或外科手术吻合口的狭窄。对于良性的顽固性狭窄推荐使用糖皮质激素注射,用 23G 的硬化注射针,注射 4~6 针,每针 0.25ml 曲安奈德(曲安缩松)(10mg/ml),在扩张后注射于狭窄的近端或狭窄部分。虽然还没有随机的对照研究,但对那些常规扩张而无效的顽固性狭窄,使用糖皮质激素注射是合理和安全的。

也有报道使用可自行膨胀的金属支架(SEMS)治疗顽固性良性的食管狭窄,早期的成功率是比较高的,但有报道存在晚期并发症的危险,主要是支架近端的狭窄。一般来讲,因 SEMS 有难治的远期并发症,故治疗良性狭窄 SEMS 是禁忌的。最近有使用一种覆盖硅胶的可膨胀的塑料支架来治疗有选择的狭窄。

6.食管环和食管蹼

发作性的和非进展性的吞咽困难,而且没有体重减轻为食管蹼和远端食管环的特征。最初多发生在进食过快或饮酒时,患者经常感到食物粘在食管的远端,且需要大量饮水才能使食物通过。引起发病的食物经常是一块面包或一块牛排,因此被描写为"steakhouse"综合征。

(1)食管环:远端食管有两个环,即 A 环和 B 环,A 环或称肌肉环,为食管下括约肌近端的界限,为柱状上皮所覆盖,食管的 X 线很少能显示,假如出现症状,可以用 50F 的探条来治疗或注射肉毒素来治疗。

相反,B 环(黏膜环)非常常见,如果对患者行钡餐检查,其发现率是 6%～14%。是一层薄的膜,鳞状上皮覆盖在其上面,柱状上皮在其下面,它为鳞状上皮和柱状上皮划出了界限。B 环没有肌层仅由黏膜和黏膜下层组成,似乎 B 环(Schatzkie 环)都是先天性的,虽然也有报道其发生与 GERD 有关,具体有多少是由于酸反流形成的疤痕所致还不太清楚。大多数的食管环都在内镜下及食管钡餐检查时才被发现，一般没有症状。当食管环的直径小于13mm时，吞咽固体食物时会出现吞咽困难或吞咽梗塞感，食管环引起的吞咽困难治疗可以用大的探条（50或54F）进行一次性扩张，也可以逐级扩张。虽然大探条一次扩张是常用的方法，但没有资料证明其优于逐级扩张。对于B环的患者常需要反复扩张，90％的患者在三年内会再发生吞咽困难。这个问题又提示可能与酸反流有关，并且使用质子泵抑制剂可能会有益。对于环的另一种治疗方法是用活检钳将环的四周破坏。随机研究比较了这种方法与探条扩张（52F）的疗效，经过12月的随访，其疗效维持时间两者没有不同。也有报道用高频电切割该环。最近有一组11例的报道尽管用了大探条的扩张，仍然反复发作吞咽困难，用电切的方法治疗后能较长时间的缓解吞咽困难。

（2）食管蹼和皱状食管：食管蹼是在上段或中段食管一个或多个鳞状上皮水平状的膜。它很少环绕食管腔，而是从前壁突出而延伸至后壁。食管蹼可以没有症状亦可出现进食固体食物时出现吞咽困难，可以发生在任何年龄，通常是比较脆弱的膜，用探条扩张效果较好，有时内镜检查亦可以使其破裂。在成人颈部的食管蹼和缺铁性贫血有一定的联系（尤其是女性），称为 Plummer-Vinson 或 Paterson-Kclly 综合征。也与口炎性腹泻有关，这一综合征的发病机理目前还不清楚。

多蹼综合征也被称作为皱状食管，首先被描述在男性，患者从儿童时期就长期存在吞咽困难。扩张能缓解吞咽困难，虽然这些患者有黏膜撕裂的倾向，因此推荐小心的扩张。有些专家认为这是一种先天性的食管狭窄；也有可能与儿童或成人的嗜酸性食管炎有关；也有报道认为环状食管可能与潜在的胃食管反流有关，用质子泵抑制剂可能有好处。

二、幽门和小肠狭窄

对于非食管狭窄的治疗中气囊扩张比外科手术更加合适，大多数非食管狭窄都可选择气囊扩张。这一操作可以在内镜下或X线下或通过内镜放置导丝通过狭窄部位，随之使用可通过内镜的气囊（TTS或CRE）进行扩张，其优点是在扩张后还可完成内镜检查。与食管气囊相似，CRE气囊可以进行三级扩张，虽然每一级只相差1mm，但比 TTS 气囊要昂贵得多。幽门（或结肠）气囊要比食管气囊短（其一般为3～4cm）。有些专家主张在透视下进行扩张，并使用10％～25％的造影剂，以便在充气时更好地确定十二指肠球部的顶端和 C 环。气囊充气的时间、频率和扩张的程度和扩张气囊的大小目前还没有一个统一的标准。使用 Savary 探条扩张远端胃和球部梗阻,也有个案成功的报道。

1.气囊扩张的禁忌证

气囊扩张的禁忌证在狭窄部位有较深的溃疡和没有纠正的凝血障碍。

2.并发症

并发症常见有穿孔、溃疡和出血。

三、结肠和回肠狭窄

如同胃十二指肠狭窄一样,对于结肠及回肠狭窄是选择气囊扩张还是直接外科手术,这一决定依赖于狭窄的原因和患者的意见。但必须记住一个重要的前提,仅对有症状的狭窄患者才需要治疗。许多在结肠镜下发现的结肠狭窄,常没有梗阻的症状,最好不予治疗。如果治疗的话,常用 TTS 气囊扩张器,在结肠镜检查的过程中进行扩张。它们与幽门扩张气囊有相同的长度(3~4cm),两端通常有标记,有足够的长度来与结肠镜相匹配。CRE 和 TTS 气囊为标准的 18~54F,用于吻合口狭窄的气囊需要直径 20mm(60F)和 25mm(75F)才能有治疗效果。而有资料显示用直径大于 51F 的结肠气囊进行扩张就能获得很好的临床疗效。也有在 X 线引导下的下消化道气囊扩张成功的报道,一般用可通过导丝的聚乙烯探条进行扩张。也有用 SEMS 治疗结肠良性狭窄的报道,但不推荐作为常规使用,因为在消化道置入永久性的金属支架的长期效果尚不清楚。

对于下消化道扩张的禁忌证为:凝血功能不良、狭窄合并有深的溃疡、狭窄段比较长。主要的并发症为出血和穿孔。另外为初次扩张治疗就无效和短时间内即复发者。

第二节　食管贲门癌的扩张与支架治疗

一、概述

食管贲门癌的治疗,在世界范围内仍是棘手的问题。吞咽困难、胸痛和营养不良是最主要的临床表现,其中吞咽困难最引人注目。其治疗方法包括手术切除、药物化疗、放射治疗和内镜治疗以及联合治疗。在评价不同的治疗方法、方案时,均应注意解决患者最为痛苦的吞咽障碍问题,评价优劣不能仅考虑患者生存期的长短,对于晚期食管癌患者治疗时,更为重要的是应结合考虑他们有限生存期的生活质量。进展期食管贲门癌内镜下姑息性治疗是最常用的技术,目前临床上采用的方法有注射硬化剂坏死术、热凝坏死术、扩张术和支架置放术等。这里重点介绍后两种技术。

1.治疗目标

食管、贲门癌患者有食管梗阻时应重建管腔通路,以缓解吞咽困难症状,保证患者如同常人一样,能够正常和接近正常经口进食,预防由于梗阻致食物反流所致吸入性肺炎和窒息,改善患者心理状态,增强信心,提高生存期的生活质量。

2.适应证

食管、贲门癌内镜治疗是一种姑息性疗法,主要目的是缓解吞咽困难,适应证相对较宽,所有不能进行手术者,只要患者能耐受内镜检查和治疗过程,均可试用,通常适应于:①肿瘤转移不能行手术治疗者;②不愿手术治疗者;③不能耐受手术者,如高龄、高危,合并有重要脏器功能障碍者;④用药物化疗、放疗等其他治疗方法不能缓解吞咽困难症状者。

3.食管狭窄、梗阻的类型

食管贲门癌造成患者吞咽困难或吞咽不能,常由于管腔狭窄或梗阻所致,根据治疗方法上的不同,将其分为三种类型。

Ⅰ型:局限性环形狭窄(狭窄长度≤2cm);Ⅱ型:腔内突出性梗阻(息肉样梗阻);Ⅲ型:管腔广泛浸润性狭窄(狭窄长度>2cm)。

4.食管腔狭窄的分度

(见表10-1)

表 10-1　食管狭窄分度

分度	临床	内镜通过狭窄	管腔直径
0	普通食物(+)	普通内镜(+)	>11mm
Ⅰ	固体食物(+)	XQ 型镜(+)	9~11mm
Ⅱ	糊状食物(+)	XP 型镜(+)	6~9mm
Ⅲ	流体食物(+)	XP 型镜(-)	<6mm
Ⅳ	水(±)	Tracer 导线(+)	<1mm

附:常用器械直径(Olyrnpus GIF-XP:7.9mm,GIF-XQ:9.8mm);Tracer 导线直径为 0.035in

肿瘤造成食管腔狭窄,程度可有所不同。基于治疗内镜的实际需要,根据进饮食情况(主观指标)以及残留管腔内镜通过状况(客观指标)对食管腔狭窄程度进行分度,治疗前明确狭窄的程度和类型,将有助于选择最佳的内镜治疗方法。

二、探条扩张术

对于食管贲门癌所造成的食管腔狭窄或梗阻,使用一定的扩张器械,在内镜或X线监视下进行食管机械性扩张,是一种行之有效的姑息性治疗技术,目前已被广泛使用,成为内镜治疗的基本技术之一,其缺点是由于肿瘤的继续生长,扩张的效果常不能长时间维持。

1.适应证

食管扩张术可适用于各种类型和程度的食管狭窄,特别是Ⅰ型局限性环形狭窄和Ⅲ型广泛性管壁浸润狭窄,对于Ⅱ型局限性突出性梗阻的疗效较差。

2.器械与设备

(1)内镜与X线监视荧光屏。

(2)扩张器:目前,有多种不同类型的探条扩张器用于食管狭窄扩张。在欧美各国,对于食管、贲门癌性狭窄,广泛使用的探条扩张器是 Savary-Gilliard 扩张器,而且有世界化使用的趋势。此扩张器由聚氯乙烯制成,中空,可以通过导线。扩张器分前端锥形部和体部的端部长 15cm,逐渐变细,在锥形部尖端及体部与前端部移行处分别有金属标记,X线透视下可以观察到金属标记,长度有 70cm 和 100cm 两种,常用的为 70cm。有 16 种不同直径,从 5mm(15F)～20mm(60F),常用规格见表 10-2。

表 10-2　扩张器常用规格

直径	5mm	7mm	9mm	11mm	12.8mm	14mm	15mm
型号	15F	21F	27F	33F	38F	42F	45F

(3)扩张导线:Savany-Gilliarl 导线由不锈钢丝制成,导线长度为 200cm,前端长 5cm,为弹性头部,遇阻力可发生弹性弯曲;尖端圆钝,尾端为钢丝残端,为了确保安全性,无 X线透视食管扩张术时,在内镜能够通过狭窄段情况下使用此导线。

Tracer 导线,此导线常用于 ERCP 过程,由前段光滑导线(60cm)和后段标准导线两部分构成。长度有 260cm 和 400cm 两种,前端有直头和弯头两型,前段60cm 有特殊外涂层且遇水特别光滑,在狭窄段"探路"时无发生穿孔的危险;导线后段钢性强,足可介导探条进行扩张,用于"X 线透视下"扩张是安全有效的。

3.操作步骤(以Ⅲ～Ⅳ食管狭窄扩张术为例)

食管扩张术包括导线置入和食管扩张两个主要步骤。X 线透视或内镜直接观察下,对于重度狭窄的患者,扩张治疗可在 X 线监视下进行。扩张导线顺利通过食管狭窄部进入胃腔是决定可否进一步食管扩张的关键,食管腔完全阻塞,直径为0.032in 的 Tracer 光滑导线也无法探通,则无法进行扩张治疗。

(1)定义:Ⅲ～Ⅳ度食管狭窄,指残留食管腔在内镜下仅可见小腔或小裂孔,临床上通常使用最细内镜(外径为 7.9mm)无法通过狭窄。患者仅可进流质,或仅可进水或滴水不进。直径为 0.035in 的 Tracer 导线,可以通过食管狭窄进入胃腔。

Ⅲ～Ⅳ度食管狭窄扩张术,是指无 X 线透视下采用 Tracer 导线介导的食管狭窄扩张术。

(2)术前准备:此型患者食管腔重度狭窄,扩张过程中患者可以出现较为剧烈的疼痛,故术前可静脉注射地西泮 5～10mg 及镇痛剂如哌替啶 50～100mg。

(3)技术要求:由于患者食管重度狭窄,扩张导线置入有时非常困难,首次扩张也较危险,选用改良 Tracer 导线,单独内镜下凭手感,采用导线捻进手法,可确保导线通过狭窄段,直达胃腔内以及扩张时的安全性。

(4)操作步骤:

①常规咽部局麻。

②插入内镜至食管狭窄上口,吸除黏液及食糜。通过内镜工作通道插入Tracer 导线,对准残留的小腔或小裂孔插入导丝,使其完全无阻力的情况下插入60cm 以上。保持导线位置退出内镜。注意:在无 X 线透视扩张术中对Ⅲ～Ⅳ度食管狭窄,使用 Tracer 导线进行探路,必须保证在直视下绝对无阻力地插入导线60～80cm。

③食管扩张,首先选择直径 15F(5mm)或 21F(7mm)带刻度扩张器。插入前扩张器前端涂上石蜡液。而后,术者左手固定导线外露端,右手持扩张器,循导线的自然弧度插入扩张器,凭进扩张器过程中的阻力感觉,逐渐、缓慢地送进扩张器,扩张器插入的深度,可根据其刻度上标记确定,当扩张前有钡透,已知狭窄段长度时,扩张器插入的深度应为狭窄段长度加狭窄上口距切齿的距离,最大增加插入深度不宜超过 5cm。当术前未知狭窄段长度时,扩张器插入深度通常为狭窄上口距切齿距离加 5～10cm。保持有限的插入深度将有助于避免其插入胃内过多引起患者不适,增加了并发症。狭窄扩张后,保持导线位置,退出扩张器,左手推进导线,

右手退扩张器,两者同步进行,这样既可避免导线脱出,也可防止过多导线插入胃腔。导线位置可通过导线上的刻度标记进行控制。

更换 21F(7mm)或 27F(9mm)扩张器采取同上方法进行食管扩张。

④27F 扩张器扩张后,一并退出扩张器和导线,结束第一次扩张。再插入内镜,通过狭窄段食管进入胃腔,常规进行胃和十二指肠检查。退镜时,测定并记录狭窄下段距切齿的距离。通常 27F 扩张器扩张后,外径为 7.9mm 的内镜可以顺利通过。

⑤扩张计划:有学者提倡 10d 内 3 次扩张治疗法,最大扩张不超过 42F,以后根据管腔扩张程度和患者的一般情况、耐受力和其对扩张治疗的反应,确定进一步治疗方案。具体操作如下:

首次扩张:15F,21F,27F。

术后第 4d,第二次扩张(21F)27F,33F(38F)。

术后第 10d,第三次扩张 33F,38F(42F)。

⑥扩张原则:a.扩张器直径大小的选择,应由小到大,逐步升级,绝对避免越级选择扩张器;b.每次扩张治疗不宜超过 3 根扩张器。

⑦扩张目标:对于Ⅲ~Ⅳ度狭窄的患者,扩张到直径 38F(12.8mm)的扩张器能容易通过,同时应保证患者基本可以经口接近正常饮食,最终扩张不宜超过 42F(14mm)。

三、气囊扩张术

1.适应证和禁忌证

(1)适应证:①食管炎性狭窄;②食管术后吻合口狭窄;③先天性食管狭窄;④功能性食管狭窄,贲门失弛缓症等;⑤晚期食管癌或贲门癌梗阻;⑥疤痕性食管狭窄。

(2)禁忌证:①上消化道内镜检查禁忌者;②食管化学性灼伤后 2 周内;③食管病变疑为穿孔者。

2.术前准备

(1)患者准备:①了解食管狭窄的原因、部位、特点及手术方式;②常规行食管钡餐(或碘油)、内镜及病理学检查;③其他术前准备同常规上消化道内镜检查,术前 15min 肌肉注射地西泮 5~10mg,丁溴东莨菪碱注射液(解痉灵)20mg,必要时肌内注射哌替啶 50mg。

（2）器械准备：①气囊扩张器。对食管狭窄可经内镜活检钳道通过气囊，或先经内镜通过导丝，退出内镜后再沿导丝通过气囊；气囊直径因使用目的不同而异，食管气囊为 8～15mm，贲门气囊为 20～35mm；②前视式内镜；③导引钢丝（0.035in）。

3.操作方法

（1）经内镜气囊技术：①按常规插入胃镜，胃镜头端置于食管狭窄处上方。将涂布润滑剂的气囊导管从活检孔道中插入，在内镜监视下气囊通过狭窄部位；②气囊充气，通过外接压力泵控制气囊压力（5～15psi，psi＝1b/in²），根据患者耐受情况持续扩张 30～60s，放气后休息几分钟，再重复操作，直至注气时阻力明显减小为止。

（2）经导丝气囊扩张术：①插入内镜至狭窄部近端，在 X 线监视下，将导丝通过狭窄部、退出内镜；②沿导丝将气囊通过狭窄部；③在 X 线监视下，将气囊正确定位，注气，使压力达 6～8psi，持续 1.0～1.5min；④放气后休息，重新充气，可反复操作 1～2 次，可见狭窄的凹腰征逐渐消失；⑤抽尽气囊中的气体或液体。

4.并发症和预防

基本上类同探条扩张术，但气囊扩张并发穿孔远较探条扩张多，尤其 OTW 气囊扩张法，应根据狭窄程度选择合适的气囊，扩张气囊外径通常小于 35mm。

四、金属支架置入术

1.适应证和禁忌证

主要适用于食管、贲门部肿瘤所致狭窄或癌肿多发所致的狭窄，良性病变一般不用此方法。

2.术前准备

（1）患者准备：①术前患者应作内镜及胃钡餐检查，了解狭窄病变部位、长度、狭窄程度及有无气管、食管瘘；②常规检查出凝血时间、血小板计数、凝血酶原时间和备血；③术前 15min 肌肉注射地西泮 5～10mg，丁溴东莨菪碱 20mg，哌替啶 50mg。

（2）器械准备：

①前视式内镜，导丝及探条式扩张器或气囊扩张器等。

②支架选择:食管支架品种较多,术前应仔细阅读说明书,熟悉支架的性能和操作方法。支架选择时应考虑:a.支架性质,是记忆合金,还是不锈钢丝,若是前者通常须在术后 1～2d 才能扩张完全;b.带膜支架还是不带膜支架,前者适用于癌性狭窄,或合并有食管-气管瘘;c.支架内径与长度,内径通常取 18mm,长度为狭度加 3～4cm;d.防反流支架,病变累及贲门者,应尽量选用防反流支架,其若有防反流瓣膜,可减轻胃食管反流的发生。

3.操作方法

①内镜下将导丝通过狭窄部;②用塑料探条或气囊扩张器对狭窄部位进行扩张;③定位:用内镜观察,结合 X 线,确定狭窄部位,在皮肤上做好标记,以确定放支架的长度,一般支架超过病变狭窄长度 4cm,即病变两端各长出 2cm;④退出内镜,沿导丝插入支架推送器,务必使支架端标记与定位相一致;⑤拔除支架外套管,使支架扩张;⑥再次插入内镜观察支架安放情况。

目前许多支架采用不锈钢丝编织而成,并非记忆合金丝编织,因此外套管鞘拉出后,支架会自动完全膨胀开,而不需用温水作用。

4.注意事项及术后处理

①食管支架安放的关键是要定位正确,应提倡在内镜及 X 线下正确定位,在插入推送器及拔除支架外套管时,应保证正确位置;②术后常有胸痛及胃食管反流症状,可应用止痛药,抑酸药及抬高床头等处理;③常规应用抗生素,防止食管黏膜上皮损伤所致的感染。

5.并发症及处理

(1)早期并发症:①出血,早期主要为扩张及支架损伤所致,应作相应处理;②穿孔或食管支气管瘘,较少,如发生,再置入一带膜支架;③反流性食管炎,较常见,主要发生于贲门切除患者或贲门部位置放支架患者,易引起反流,而致严重的反流性食管炎及并发出血;④呼吸系统感染,主要是反流误吸引起。

(2)远期并发症:①支架移位及脱落。其原因是狭窄部化扩张过大及狭窄段太短,脱落后应在内镜下取出,移位严重者应取出支架后重新置入;②再狭窄。支架上端因受刺激,组织过度增生而致狭窄;肿瘤组织也可经支架网孔向腔内生长致狭窄;若用带膜支架则不会发生肿瘤组织经支架网孔向腔内生长引起狭窄。发生狭窄后可用探条或气囊扩张治疗,也可在内镜下用微波或激光烧灼治疗,无效者,可再行置入一支架。

参考文献

1.钱家鸣.消化内科学[M].北京:人民卫生出版社,2014.

2.王志勇.消化系统疾病内镜诊治[M].北京:人民军医出版社,2012.

3.刘新光.消化内科学[M].北京:人民卫生出版社,2009.

4.林三仁.消化内科学高级教程[M].北京:中华医学电子音像出版社,2016.

5.梁寒.胃癌[M].北京:北京大学医学出版社,2012.

6.吴云林.早期胃癌内镜鉴别诊断手册[M].上海:上海科学技术文献出版社,2010.

7.袁媛.胃癌病因及早诊早治[M].北京:科学出版社,2013.

8.侯克柱.肝癌[M].上海:第二军医大学出版社,2013.

9.卫红.胃肠病[M].北京:中国医药科技出版社,2013.

10.李雁.胃癌临床治疗新对策[M].北京:中国中医药出版社,1998.

11.孟静岩.慢性萎缩性胃炎[M].北京:中国医药科技出版社,2003.

12.袁俊华.现代消化系统疾病诊疗学[M].天津:天津科学技术出版社,2010.

13.王连东.新编消化系统肿瘤[M].昆明:云南科技出版社,2010.

14.陆星华.我国消化内镜治疗技术应用的现状和展望[J].中国消化内镜,2007,01:1-3.

15.徐细明,周中银,杨继元.消化系统恶性肿瘤的诊断与治疗[M].北京:科学出版社,2009.

16.熊宇,张小昊,余丽霞.消化内科内镜微创治疗患者的规范化围术期管理[J].中国护理管理,2013,13(11):106-110.

17.羊国成.消化内科门诊胃食管反流病的临床分析[J].中国实用医药,2016,11(35):116-118.

18.朱茜,张树荣.消化内科住院患者幽门螺杆菌现症感染状况的调查分析[J].中国中西医结合消化杂志,2017,25(01):44-47+51.